复肿心理丛书

Brief Cognitive Behavior Therapy for
Cancer Patients
Re-Visioning the CBT Paradigm

癌症患者的
短程认知行为治疗新范式

[美] 斯科特·坦普尔 (Scott Temple)　著

冯　威　邓雪滨　译

复旦大学出版社

英文版推荐语

"这本书深入、细致、实用性强，探讨了认知行为治疗的每一个方面，寻找增强癌症患者能力的最佳方法。Scott Temple 并不满足于创造一堆杂乱无章的方法，而是设计了一个平衡的临床模式，使新旧方法都能发挥出应有的意义。这本书的字里行间都彰显了作者多年的心血。如果您的工作对象是癌症患者，那么这本书必读无疑。无论书中提及哪种方法，都会让所有认知行为治疗的临床医生从中受益匪浅。"

——Steven C. Hayes 博士，
内华达大学心理学荣誉教授

"Temple 博士写了一本感人至深、意义非凡的书。他笔下的人性关怀和共情理解熠熠生辉。撇开描述同癌症患者工作方面的巨大作用不谈，该书还巧妙地解释了现代认知行为治疗的关键原则,并纳入了 ACT、DBT 和 MBCT 的视角,这些视角扩大和加强了最初的 CBT 模型。生动的案例和清晰的总结使这些原则更易于掌握。这是一本必读书!"

——Donna M. Sudak 医学博士,德雷克塞尔大学医学院精神病学教授、资深培训副主任、心理治疗培训主任,认知治疗学会前任主席

"本书独特地融合了认知行为治疗学术上和临床上各方面的内容。文笔上乘,编纂详尽。我非常喜欢阅读这本书,强烈推荐所有参与癌症患者护理工作的医护人员阅读它。"

——Eduardo Bruera 医学博士,FT McGraw 癌症治疗主任,德克萨斯大学 MD 安德森癌症中心姑息治疗、康复和整合医学系主任

"在这本出色的书中,Temple 博士为遭受癌症痛苦的患者提供了宝贵的临床指导。他的专家建议根植于现代认知行为治疗,并以饱含关怀和引人入胜的风格表达出来。对该领域有着重要、及时且长久的意义。书中很多的工作表、个案概念化和个案实例为患者提供了具体的工具,帮助他们缓解痛苦和绝望。我强烈推荐这本书。"

——Stefan G. Hofmann 博士,波士顿大学心理与脑科学教授,著有《治疗中的情绪:从科学到实践》一书。

"尤其在关注癌症这一多层面问题时,将认知行为治疗传统精华与该领域令人振奋的新进展相结合,发展出一种连贯的治疗方法绝非易事。但 Scott Temple 却出色地完成了这一任务,他提供的指南既有

坚实的理论和研究基础,同时又具有临床实用性和可读性。这本书将对任何帮助人们应对癌症的医疗专业人士来说都是宝贵的资源。"

——James D. Herbert 博士,德雷克塞尔大学研究生院院长、执行副教务长兼心理学教授

"帮助癌症患者面对心理痛苦是一项巨大的挑战。基于有效的个案概念化,Scott Temple 以最容易理解的方式应对这一挑战,为心理治疗师提供了清晰而有序的内容。这本书融合了传统的贝克式认知行为治疗和新兴的认知行为治疗的观点,并辅以丰富的案例片段加以阐释。本书对癌症患者的苦难给予了深切的同情与理解,我强烈推荐此书。"

——Irismar Reis de Oliveira 医学博士,巴西巴伊亚联邦大学神经科学与心理健康系精神病学教授,认知心理治疗学院创始研究员。

内
容
简
介

　　《癌症患者的短程认知行为治疗新范式》是一本实用的临床指南,它整合了多种新兴 CBT 模型的技术,并围绕明确的概念基础和个案概念化进行编排。本书聚焦于研究指出的人类心理痛苦维持过程中起关键作用的认知、情绪和行为过程。本书作者斯科特·坦普尔(Scott Temple)博士还借鉴了基于优势和韧性的新模式,并通过鲜活的案例、工作表和个案概念化表格将临床工作栩栩如生地展现出来。详细的个案片段向临床医生展示了如何建立个案概念化模型,使之作为治疗指南,以及如何融合贝克式 CBT 和新兴的 CBT。

　　斯科特·坦普尔博士是爱荷华大学精神病学系的临床教授和心理社会治疗的主任。他在爱荷华大学霍尔登综合癌症中心任教,并且是认知治疗学会的创始会员、经认证的 CBT 培训师和顾问。

致谢

我深深地感谢那些多年来慷慨传授我知识的临床医生、研究员和老师，是他们让我学会了认知行为治疗（cognitive behavior therapy, CBT）、接纳与承诺治疗（acceptance and commitment therapy, ACT）、家庭治疗、短程心理治疗和日本心理治疗。他们是：Aaron "Tim" Beck、Ivan Boszormenyi-Nagy、Catherine Ducommun-Nagy、James P. Gustafson、Steve Hayes、Marion Lindblad-Goldberg、David K. Reynolds、Steve Simms 和 Kelly Wilson。我也要感谢 James Bennett-Levy、Trent Codd、Donna Sudak、Kelly Koerner、Brad Beach、Leslie Sokol 和 Frank Wills。

我还要感谢爱荷华大学精神病学系和霍尔登综合癌症中心的同事。特别要感谢爱荷华大学正念项目主任 BevKlug。最重要的是，我要感谢爱荷华大学霍尔登综合癌症中心的众多患者和家属,是他们的信任让我陪伴他们走过人生之旅,有时甚至是死亡之旅。为了保护患者的隐私,书中对患者的姓名和其他相关身份资料进行了修改,在某些情况下还采用了合成的方式。

爱荷华市是一座作家之城,是美国学习和磨炼写作技巧的圣地之一。感谢 Paul Diehl 和 Chris Offutt,感谢可以有幸结识在爱荷华州虚构和非虚构小说项目研讨会和工作坊中的年轻作家们,他们中的许多人后来都出版了精美的故事、长篇小说和非虚构作品。最后,我非常感谢 Routledge/Taylor Frances Group 的编辑——Anna Moore 和 Zoey Peresman,是他们的支持、鼓励和敏锐的眼光让我有了一次愉快的写作经历。

感谢我在锡达拉皮兹禅修中心的曹洞宗禅师 Reverend Zuiko Redding。感谢她的耐心,也感谢她教会我武士要把剑和盔甲留在禅堂门口。

最感谢的是 Rachel,43 年来,我们共同探索了爱、忠诚、宽恕和奉献的真谛。谢谢你,Rachel! 谢谢你在我写作时照顾我们的小狗 Lily! 现在该轮到我照顾它了。

斯科特·坦普尔

中文版推荐语

回顾四十年的工作历程,肿瘤诊疗模式历经深刻变革:从传统单学科诊疗发展到多学科协作模式;从经验医学演进为循证医学,再发展到精准医学;从单纯根除肿瘤到全生命周期管理。大数据研究显示,大多数肿瘤患者存在不同程度心理问题。因此,我们率先建立心理医学科,并引进冯威教授及其团队。冯教授基于临床实践与行业需求,深感急需一本既有肿瘤心理理论指导、又有丰富临床实践的书籍供同行和肿瘤患者参考,故在百忙之中翻译《癌症患者的短程认知行为治疗新范式》一书。相信该书会成为同行了解肿瘤患者心理的良师益友,亦会成为肿瘤患者认知心理问题的参考书。期望让更多肿瘤患者不仅活得长,更活得好!

复旦大学附属肿瘤医院　郭小毛

2025 年 4 月

在肿瘤多学科综合治疗的时代背景下,心理社会支持已经从"可选项"变为"必选项"。肿瘤医生的职责不仅是缩小病灶,更要修复患者被癌症击碎的生命信念。复旦大学附属肿瘤医院心理医学科自成立以来,深度融入多学科综合诊疗模式,始终致力于为广大患者提供全方位的心理关怀。Scott Temple 博士的这部著作,是我院心理医学科翻译的第一本专业书籍,该书治疗理念先进、案例生动、临床证据丰富,着重阐述如何通过认知行为治疗(CBT)来帮助癌症患者应对心理健康挑战。期待我院心理医学科专家及更多心理专业工作者,能够吸收和运用本书的精华,以循证实践为基础,将书中倡导的整合治疗理念转化为更温暖与更人性化的照护模式,为患者传递更多生的希望。

复旦大学附属肿瘤医院　虞先濬

2025 年 4 月

Scott Temple 博士的这部著作堪称认知行为治疗领域的又一里程碑式佳作。他创新性地整合传统 CBT 理论与接纳承诺疗法、辩证行为疗法等新型 CBT 技术模型,以癌症患者这一特殊群体为切入点,构建了兼具深度与灵活性的癌症心理干预新范式。书中对癌症幸存者心理的剖析,以及对患者创伤后成长的临床洞察,深刻彰显了精神医学的人文内涵。作者结合个案概念化与工作表设计,将抽象理论转化为可操作的临床工具,真正实现了从学术到实践的衔接。这种跨诊断、跨病程的干预框架,不仅为肿瘤心理学领域提供了科学工具,更重新定义了疾病语境下的医患共情——既关注症状消解,亦唤醒生命韧性。

在癌症治疗领域,患者对心理支持的需求始终存在,但国内该领域起步较晚,面临专业人才短缺、社会关注度不足等问题,患者可获取的心理支持资源极度有限。2021 年,我的学生冯威在复旦大学附属肿瘤医院创建了心理医学科并担任科主任。她深耕肿瘤心理领域的研究与实践,为癌症患者的心理健康做了大量工作。此次,她引进并翻译这本著作,不仅是对知识的传播,更是对学科发展的有力推动。我欣慰地看到,她在临床实践中不断探索创新,将先进的整合治疗理念和以 CBT 为核心的新模式引入国内,为我国癌症患者带来新的希望和力量。

癌症患者的痛苦既是挑战,也是重塑心理韧性的契机。对于精神医学、心理学、肿瘤学从业者及所有关注"身-心-社-灵"整合模式的医学工作者而言,本书兼具理论创新和临床指导价值。我们业界同仁应携手共进,赋能癌症患者跨越难关。

同济大学附属同济医院　吴文源

2025 年 4 月

认知行为治疗(CBT)堪称是心理治疗领域中的一种既传统又经典的治疗方法,被全球心理治疗领域广泛应用。然而,如何将 CBT 适用于癌症患者疾病的各个阶段、解决该群体的痛苦,尤其是针对癌症患者特点开展短程 CBT 治疗,仍是一件充满挑战与创新的事情。由美国学者 Scott Temple 撰写、复旦大学附属肿瘤医院冯威教授和资深心理咨询师邓雪滨老师翻译的《癌症患者的短程认知行为治疗新范式》，无疑为CBT在癌症治疗领域的应用增添了新的色彩与亮点。

该书以坚实的理论、研究和实践为基础，通过鲜活案例、工作表及个案概念化表格，将临床治疗工作栩栩如生地展现出来，内容深入浅出、通俗易懂，且饱含医学人文关怀。

本书在中国翻译出版，不仅将为正遭受痛苦的癌症患者带来新的有效治疗方法，为该领域的治疗师提供新的治疗手段，更将为推动心理社会肿瘤学这一新型交叉学科在中国的发展注入新力量。

开篇有卷，此书不容错过，值得推荐，值得阅读，更值得学习和应用。期待本书为癌症患者及其家庭带来福祉！

北京大学肿瘤医院　唐丽丽

2025年4月于北京

序

  2021 年 6 月 1 日,复旦大学附属肿瘤医院心理医学科正式成立。科室的诞生既源于肿瘤心理专业发展的迫切需求,也可以说承载着我个人痛彻心扉的领悟。

  我的母亲曾患胃癌,从确诊到离世只有短短一年半,她却经历了躯体与精神的多重煎熬。初期对病情的恐惧、对未来的迷茫,以及燃起的那一线生机最终被复发转移击溃后,以至于最终失去斗志。作为女儿,亦作为医生,我却深感无力,尤其是终末期她脱形的身体,生命光彩凋零的模样,至今仍让我不忍。这段个人的经历虽只是癌症患者群体苦难的冰山一角,却让我深刻意识到我们不仅需要"对抗肿瘤"的医学手段,更需要"治愈心灵"的全程支持。

  建科初期,深感机遇与挑战并存。国内肿瘤心理专科资源仍很稀缺,较为薄弱的领域反而为我们提供了更多发展空间。与此同时,我们看到患者常常被迫独自承受情绪重压,甚至因心理问题影响治疗效果与生存质量。为此,科室秉持"全病程心理支持"核心理念,构建起覆盖患者全生命周期的心理服务体系,内容涵盖病情告知、痛苦筛查、多维干预及临终关怀等环节。我们不仅关注患者的抑郁、焦虑、失眠等显性问题,更致力于破除"心理问题等同于精神疾病"的偏见,让患者敢于倾诉、乐于求助。

肿瘤心理涉及医学、心理学、社会学等多学科,要求医生既懂肿瘤诊疗知识,又精通心理干预疗法。为此,我带领团队系统学习肿瘤相关知识,深入病房与患者交流,开展"洞听时光"心灵树洞、伴侣沟通工作坊、数字化心理干预等特色项目,收到了非常好的专业成效。这些实践充分印证了心理干预的必要性,让我感到欣慰。然而,在与肿瘤专科医务工作者、精神心理专业人士的日常交流中,我们普遍意识到行业仍存在显著短板:国内肿瘤心理诊疗体系尚未完善,专业人才储备不足,且缺乏系统化的理论与技术支撑。

尽管肿瘤心理学逐渐被重视,目前仍存在三大困境。

(1)认知偏差:患者及其家属普遍存在"抗癌只关注身体",回避心理问题或将其"正常化"。

(2)资源短缺:全国范围内以肿瘤心理为特色的专科屈指可数,且服务覆盖范围有限,许多患者因地域或经济限制,难以获得持续、系统的心理支持。

(3)技术有限:专业人员对现有干预手段虽有所了解,但针对癌症患者的短程、高效、可推广的心理疗法实施不足。

这些困境促使我思考，如何将国际前沿的心理学成果本土化？如何提高可及性，让更多患者以更低成本、更高效率获得心理支持？如何使用具有循证证据充分的心理治疗技术帮助癌症患者？

当我把想法分享给好友邓雪滨老师时，他非常支持。我们查阅了相关领域的国外书籍后，选定了 *Brief Cognitive Behavior Therapy for Cancer Patients：Revisioning the CBT paradigm* 这本书，谈妥了中文翻译版权，中文译名为《癌症患者的短程认知行为治疗新范式》。希望本书能够将具有最高证据等级的认知行为治疗技术在国内肿瘤领域推广应用。翻译耗时 2 年，历经多次修订、校对，其间我和雪滨老师对一些术语反复讨论，力求在保持专业性的同时契合中文语境，同时体现本书的科学性、实用性和人文性内涵。

该书编译期间还遇到两件趣事：编辑老师有些焦虑情绪，却在审校该书的过程中逐渐平静下来；另有一位经历心理困扰的朋友阅读其中两个章节后，不良情绪亦明显缓解。这让我对该书的出版充满了期待。

癌症是一场身体与心灵的双重战役。作为医者，我们不仅要努力延长患者的生存期，更要用心守护他们的生命质量。这本书是献给肿瘤心理专业同行最诚挚的礼物——让我们在科学与人文的交融中，找到治愈的支点！

冯 威

2025 年 4 月于上海

前言

　　在大众文化与语境中,癌症常与死亡画上等号。因此,多数人往往聚焦于癌症治疗本身,却甚少意识到心理支持同样能显著提升患者的生活质量与幸福感。也许这背后的逻辑是,把癌症看成引发痛苦(suffering)的唯一原因,若原因不去除,则痛苦难化解,于是把所有的注意放在癌症治疗,却忽略了另一种可能——即便身处癌症阴影之下,人类依然能够以相对坦然的心态,追寻生命的价值与意义。本书的短程 CBT 模型正是为实现这一目标发展而成的。

　　认知行为治疗(CBT)是目前实证证据最丰富的心理疗法,也是在心理卫生领域中被推荐最多的心理疗法。本书针对癌症的短程 CBT,整合了传统贝克式 CBT 和现代(第三代)CBT 及单次治疗的理念,博采众长,提炼出短程 CBT 的八大原则,建构了完备的模型,形成了崭新范式,为心理工作者帮助癌症患者提供有效手段。这些原则包括:①正常看待人类的痛苦;②平衡改变策略和接纳策略;③聚焦不同心理障碍背后的共同因素(跨诊断因素);④平衡认知干预和体验干预;⑤灵活面对"自我(selfing)",把自我当成一个不断演变,可以通过干预重塑的过程,而不是固定不变的实体;⑥将心理的功能放在具体的情境中观察、理解以及干预;⑦聚焦人的优势,并鼓励在参与日常和投入生活中追寻和实现人生的价值和意义;⑧作为心理工作者,既要维持和培养牢固的治疗关系,也要警惕和避免自身陷入职业倦怠。书中还列举了丰富翔实的案例和治疗对话,将抽象理论转化为鲜活、易学易用的临床实践,兼具科学性与实用性。

"谈癌色变"是人之常情,由此产生的焦虑、抑郁等心理问题亦属普遍。但或许我们都忽略了一个真相:无论是否身患癌症,每个人都终将直面真实的自我与当下的生活。希望本书可以直接或间接地帮助癌症患者超越身体的束缚,摆脱情绪的桎梏,在心灵层面获得真正的自由。

最后,感谢此次合作的译者冯威医生,责任编辑方晶女士和帮我处理翻译上疑难杂症的郑珂茹女士。希望读者能从中获益,也恳请各位对书中存在的问题或不足不吝赐教。

邓雪滨

2025 年 4 月

目录

引　言

大约每 3 个美国人中就有 1 个会在某个阶段患上癌症：无论是我们的亲人还是我们自己，癌症都很有可能会影响我们的生活。每年有将近 60 万美国人死于癌症（美国癌症协会，2014；Stewart & Wild，2014）。在癌症患者中，三分之一或更多的人会经历临床意义上的严重痛苦（Mitchell 等，2011，2012；Levin & Applebaum，2012）。据估计，癌症患者的抑郁发病率比普通人群高三倍（Waraich 等，2004；Li 等，2012）。高达 34% 的癌症患者会有明显的具有临床意义的焦虑（Brintzenhofe-Szoc 等，2009）。被诊断出患有癌症的人在某些阶段自杀的概率是正常人的两倍（Misono 等，2008）。

对于许多患者而言，癌症诊断的冲击只是开始，接下来可能是一段充满困惑和恐惧的旅程，它还要求心理上的适应能力，这种能力有时会受到削弱甚至丧失。在某些情况下，人际关系可能变得脆弱，甚至濒临破裂。由于手术或放、化疗的影响，患者的外貌可能发生改变，使他们在镜前对自己的身份产生怀疑。另外，性功能可能发生变化，疲劳感也可能无处不在。疼痛如同旅途中的常客，仿佛是未来希望的吞噬者。曾经轻松维持的社交活动现在也可能变成负担。对于处于Ⅳ期或疾病转移的患者而言，延长生命和维持生活质量可能是他们最关注的问题,同时,他们也期待新治疗方法的出现。此外,他们还要面对收入损失、人寿保险限制、交通和住房的经济困难,甚至可能面对年幼子女失去父母的困境,这些痛苦可能成倍增加。癌症的诊断可能会改变一个人的自我认知,他们过去所遵循的核心信念、规则和假设,以及对生活应该如何运作的理解都会受到挑战。死亡的阴影正逐渐逼近。

然而,随着治疗手段的进步,约 65% 的癌症患者有望存活超过 5 年甚至更久(Stanton 等,2015)。目前,约有 1500 万美国人处于不同的生存阶段,这一数字是 30 年前的四倍(美国癌症协会,2012)。患者在治疗后可能面临重新适应日常生活的挑战。这些挑战包括长期疲劳、疼痛、角色转变、身体形象的改变、自我认同的变化、性功能的损害、可能的认知障碍、经济状况及家庭关系的变动。面对未来复发的可能性,有时管理这种不确定性变得更加困难,因为复诊的间隔可能从每月一次延长到每年一次。此外,手术、化学治疗(简称化疗)和放射治疗(简称放疗)本身的长期负面影响也带来了额外的风险和适应挑战。Stanton 等(2015)持续关注癌症患者未来的心理需求,他们指出:"预计在未来十年中,美国将有 37% 的人口在癌症诊断后能生存 5 年或更长时间。"(第 160 页)

正如我在后续章节中所述,癌症患者可能会因丧失感、束缚感以及问题解决能力的减退而面临更高的抑郁和焦虑风险。那些有过抑郁症病史和不良童年经历的人,本身对情绪波动较为敏感,在面临癌症挑战时,他们更容易出现抑郁、焦虑、自杀倾向和适应问题(Williams 等,2015)。

尽管如此,人类的坚韧不拔不容小觑,大多数人都能找到克服生活中极限挑战的方法。实际上,尽管癌症患者抑郁和焦虑的发病率较高,但多数患者在应对疾病时并未感到极度困扰或功能受损,并不需要心理学家和精神科医生的介入。尽管癌症可能永久改变生活,但那些原本就具有较强适应能力和社会支持的患者,可能更容易适应这种转变。他们或许不需要任何行为健康专家的服务,或仅需短期、有限的帮助,有些人就能走出逆境,获得成长。甚至将癌症经历转化为重新获得生活意义和目标的机会(Antoni 等,2001;Carver & Antoni, 2004)。对这类患者群体而言,新兴的 CBT 更注重心理成长和幸福感,而非仅专注于治疗心理障碍。

在癌症诊所工作的治疗师时常会对那些与逆境抗争的患者们心生敬意,敬佩他们的意志力、尊严和智慧。治疗师每天从患者身上获得的教益,不亚于为患者提供服务时所积累的临床经验。正如患者需要巨大的智慧来面对癌症的挑战,治疗师同样需要具备足够的智慧。为了以最人性化、最真诚的方式处理与自己密切相关的临床工作,治疗师必须打下坚实的基础,掌握最有效、最有前景的治疗方法,并能够灵活运用这些方法。同时,我们的患者也期望我们作为治疗者,在个人成长上不断进步。这种成长要求我们在面对患者及自身痛苦时保持开放的心态和真诚的关怀,并在帮助他们寻找应对挑战的策略时保持创造性。正如一位膀胱癌Ⅳ期患者在经历了数月的心理治疗后,病情明显得到缓解,他总结道:"心理治疗对我而言就是支柱,在这里,我可以畅所欲言、解决问题并得到慰藉。"

以下是癌症诊所的一个下午的场景。

癌症门诊(大学医院)

5 月 5 日,星期二

【下午 1:00】Claire Reynolds,一位 25 岁的单身女性,乳腺癌Ⅲ期化疗和手术后,目前处于康复中。在 2 次相隔 3 个月的随访记录均显示良好后,随访间隔已延长至 6 个月。尽管监测频率的降低预示着她有良好的康复前景,但她却担心自己长时间与拯救她的医疗团队分离会不会出现不测。尽管有着积极的生存预期,但在第一次与心理医生的面谈中,她仍然焦虑不安、泪流满面。她对任何疼痛都感到恐惧,生怕是由癌症复发引起的。因此,她开始过分关注自己的身体,寻找是否有异常的迹象。此外,她变得对某些事情过度执着,并出现了仪式化行为,这让她担心自己的精神状态:"我知道化疗已经结束,不必再担心体内的癌细胞。但我就是无法停止对生病的担忧。无论在家还是在杂货店,只要接触过食物,我就会洗手。我的双手越来越红,这让我非常尴尬。"

她伸出手臂,可以看到从手指到腕部以上的皮肤呈现出斑驳的红色。虽然她并没有强迫症病史,但她说:"如果我在别人家吃饭,我会担心食物是否受到污染。尽管我想和大家在一起,但我还是会待在家里。"当她说到"我害怕自己会失去理智"时,能感觉她更加痛苦了。

【下午2:00】Andrea Woodson,一位50岁的职业女性,此前没有任何心理健康问题或心理治疗经历。她已婚,没有孩子。几个月前,她的腹部开始出现间歇性疼痛。尽管她期望疼痛能够自行缓解,但它却持续不断。当疼痛加剧且没有改善迹象时,她去看了医生,医生怀疑情况严重,将她转介到了大学癌症中心。在那里,她被诊断为胰腺癌Ⅳ期,生存前景不容乐观。她和丈夫一起参加了首次心理治疗,并声称:"我不需要治疗了。"然而,心理学家认为她可能会从治疗中获得帮助,因为Andrea表示:"这不应该发生在我身上。我既锻炼又注意饮食,而且从年轻时就开始关注健康,怎么会发生这种事情!"

过了一段时间,Andrea的情绪发生了些变化。她一边看着丈夫,一边紧握着他的手说:"现在有件更重要的事。我担心如果我去世了,John可能会想自杀。他自己也这么说过。"随后,她转头看向心理学家,严肃地说:"如果我不能挺过这一关,我希望你能帮助他继续生活下去。"她的丈夫面无表情地望着心理学家,没有说一句话。

【下午 3:00】Liz Romano,26 岁,因一种罕见的颅内肿瘤接受手术和放射治疗已近一年。起初,她的左眼突然向外翻转,经历了两次痛苦的手术后,又接受了放射治疗。幸运的是,她的存活率很高,治疗也已经完成,她和丈夫以及年幼的儿子已经回到了小镇的生活中。然而,当她重新以母亲、妻子、职场人士和业余运动员的身份活跃起来时,她感到不知所措和心烦意乱。每次头痛发作时,她都会被癌症复发的恐惧所困扰。她密切地关注自己的身体状况,寻找任何异常的迹象,无法完全投入日常生活中。更令人不安的是,她经常无意识地回想起从麻醉中苏醒和第一次脑部手术后的身体感觉。她感受到并想象着从头部蔓延至脊柱的灼热疼痛,甚至想象自己吐血的场景。这些体验频繁地出现,让她感到非常不知所措。她从未向任何人提及此事:"我一直在尽力完成生活中需要做的事情,但现在变得越来越困难。你能帮帮我吗?"

【下午 4:00】Elvira Mortensen,58 岁,已婚,育有两个成年子女和五个孙子、孙女,居住在异地。她目前处于结肠癌晚期,意识到自己终将因这疾病离世。在首轮治疗中,她似乎已接受了自己的病情。然而,她对生活质量的担忧与对婚姻长期以来的失望密不可分。她表示,丈夫拒绝接受她病重的现实,并且坚决反对对她的病情做出任何调整。目前她已停止工作,家庭收入也随之减少。此外,尽管自己因疲劳和疼痛难以进行日常活动,丈夫也不愿分担家务。她希望在自己仍有行动能力时外出旅行,探望子女和孙子、孙女。但由于她已不再工作,丈夫也不愿意为此花费资金。她哽咽着说:"我不知道该怎么办。我知道我将因病去世,但无论剩下多少时间,我都不想就这样度过。"

在后续章节中,我们将回顾这些案例,阐述它们是如何被理解的,以及在协助每位患者的过程中采取了哪些干预策略。本书将融合该领域最新的科学和临床研究成果,扩展 CBT 的框架,用于癌症患者的治疗。尽管目前已有合理有效的治疗方法,但该领域已发生变革,新的发现有望提升患者的治疗效果。

在癌症病史中,有一部荣获普利策奖的作品——《癌症传:众病之王》,Siddhartha Mukherjee 在 2010 年的著作中,以一位濒死的心理学家的故事作为结尾。这位心理学家名叫 Germaine Berne,她患有一种罕见的胃癌。在 5 年的病程中,她经历了手术、化疗、缓解、治疗成功和复发,最终走向死亡。Mukherjee 描述了 Berne 博士的优雅、顽强的生存意志、对治愈或延长生命的不懈追求、对病情缓解的欢欣雀跃、对疾病复发的恐惧、为维护尊严而做出的努力,以及最终对不可避免且不断逼近死亡的接纳。

多年以后,在回忆起与她的最后一次对话时,他如此写道:"那个晚上,Germaine 似乎深刻理解了与癌症斗争的核心——那便是与癌症保持同步,不断地创造和调整策略,学习并放弃各种方法。"(Mukherjee,2010,第 470 页)在根据他的著作《癌症传:众病之王》改编的公共广播公司系列节目尾声时,Siddhartha Mukherjee 平静地总结道:"癌细胞在进化,我们亦是如此。"

本书旨在推动癌症治疗方法有新的演变,融合 CBT 的最新研究成果,同时不放弃已证实的有效手段。我们认识到,尽管疗效尚未达到完美,但个体和团体 CBT 在治疗癌症患者抑郁和焦虑方面已显示出其有效性(Li 等,2012)。

为什么要开展这样一项更整合的工作? 因为在过去的 20 年中,CBT 领域在理论、科学和技术方面取得了突飞猛进的发展。引入正念治疗和以接纳为基础的治疗也对该领域产生了重要的影响(Hayes,2004;Herbert & Foreman,2011),而对认知本质和功能的新见解也改变了原有临床工作的模式(Hayes 等,2012;Segal 等,2013)。

CBT 中传统与现代的融合为更精准的概念化和更广泛的技术干预提供了可能。本书总结了现代 CBT 的八项关键原则,对 CBT 领域的新旧理论进行了系统整合。其目标在于帮助临床医生运用 CBT 科学和理论的最新进展,进行个案的概念化,减轻服务对象的痛苦,提升其福祉。本书主要采用个体治疗方式,并根据需要纳入伴侣、家庭成员和护理团队。我们将借鉴跨诊断因素在心理障碍研究中的成果,应用于那些深受折磨甚至处于亚临床抑郁和焦虑状态的患者。在建立稳固治疗关系的同时,为那些经历极度痛苦的患者提供最有效的缓解方法。

CBT 并非单一疗法,而是一系列疗法的集合体。该领域起源于行为主义,并与科学共享一套规范。尽管 B. F. Skinner 在早期进行了尝试(Skinner, 1957),但直到 20 世纪 60 年代末,行为主义仍未能充分阐释人类的语言和认知过程。Albert Ellis 和 Aaron Beck 遂将行为主义原理融入认知框架中,开创了新的临床模型。到了 20 世纪 70 年代末,所谓的"认知革命"已全面展开。CBT 因此成为至 20 世纪末最广为流传、最具实证基础的心理治疗方法(Hoffman, 2012)。

CBT 领域并不满足于现状,它追求的不仅是心理治疗中哪些方法有效,更重要的是探究这些方法为何有效。CBT 的核心特点之一是致力于揭示人类痛苦的根本机制,并根据可验证的理论和原则,创造出切实有效的治疗方法。在后续的章节中,我们将简略探讨新的临床模式对贝克式认知治疗的挑战。虽然贝克模式已被证实对众多心理障碍患者有益,但 CBT 的科学研究也引发了一些有趣的问题,这些问题不仅涉及治疗方法为何有效,还包括它们如何起作用。部分问题和研究成果对认知治疗的基础假设构成了挑战(Hayes 等,2012)。这种挑战反过来促进了令人可喜的新进展,每一项进展都有潜力扩展治疗范围并提高其有效性。

在这些得到经验支持的新疗法中,一些疗法融合了古代和现代的冥思传统(contemplative tradition),为人类的信息处理、记忆、语言和认知提供了新颖的解释。另一些则结合了 CBT 的行为主义内核,引入了正念和接纳。在这些疗法中,一些广为人知且以实证为基础的疗法有:接纳与承诺治疗(ACT; Hayes & Villatte 等,2011)、辩证行为治疗(dialectical behavior therapy, DBT; Linehan, 1993b;2015)、元认知治疗(metacognitive therapy, MCT; Wells, 2000;2009)和正念认知治疗(mindfulness-based cognitive therapy, MBCT; Segal 等, 2013; Williams 等,2015)。每一种疗法都为理解人类痛苦提供了新的视角,并提供了理论和技术上的创新,帮助人们减轻痛苦,特别是在治疗抑郁症、降低自杀风险和缓解焦虑症方面取得了显著进展。此外,这些疗法中许多已经超越了传统的医学模式,开始探讨人生意义和目的。例如,Marsha Linehan 的 DBT 方法强调建立"值得过的生活"。ACT 则在行为主义核心之上,对人类语言进行了创新的行为解释,旨在帮助人们实现自由,使生活与内在价值观相符。MBCT 和 DBT 都重视正念训练和实践,将其作为帮助人们摆脱心理困境和破坏性行为的关键策略。

总之,这些以 CBT 为基础的新模式能够更有效地应对癌症患者多样的心理需求。正如 Siddhartha Mukherjee(2010)所指出的:"我们需要不断地创造和重塑各种策略,同时学习并摒弃某些方法。"(第 470页)这些新模式为我们带来了希望。

改造 CBT 并非摒弃已证实有效的方法,而是在新的科学发现和不断演变的治疗模式基础上,对临床干预措施进行完善与扩展。问题解决治疗(Nezu 等,1999;2007;2012)和认知治疗(Moorey & Greer, 2012; Levin 等,2013; Levin, White, Bialer 等,2013)在癌症患者的治疗中已积累了实证支持。对于癌症患者而言,尽管新模型的效果在多数情况下尚未得到充分验证,但 MBCT 已初步展现了其治疗潜力(Carlson & Speca, 2010; Bartley, 2012; Rouleau 等,2015)。

本书将提供一个理论上连贯的 CBT 模型,灵活地整合多种经验支持的 CBT 技术。当然,我也意识到整合过程中会面临各种挑战。元认知治疗(MCT)的开发者 Wells 和 Fisher(2016a)指出,将不同 CBT 模型的技术和原则混合可能会导致混淆、降低疗效,并偏离每个模型的科学基础。例如,MBCT、MCT 和 ACT 的支持者认为,聚焦认知内容可能与聚焦认知过程在理论上存在冲突。将贝克式 CBT 与所谓的"第三代"CBT 结合可能会使患者和治疗师感到困惑。然而,我并不认为这是必然的,相信本书中概述的原则能够实现有效的技术整合。如果这里的技术焦点在整合上,个案概念化将基于贝克式认知治疗模型的最新进展(Persons, 1989; 2008; Beck, 1995; 2011a; Brewin, 2006; Kuyken 等, 2009; Westbrook 等, 2012; Wills & Sanders, 2013; Bennett-Levy 等,2015; Wills, 2015)。其目标是保持 CBT 治疗在临床和科学上的严谨性,并提出一个对临床医生、实习医生和研究人员都易于使用的模型。该模型的关键特点包括以下原则:①正常看待人类的痛苦;②平衡、接纳、正念和改变理论;③聚焦心理障碍中的跨诊断过程;④平衡认知干预和体验干预;⑤聚焦自我过程;⑥心理功能情境化;⑦聚焦优势、韧性和幸福感;⑧治疗师在促进治疗关系中的"自我"调整。

本书上篇对相关理论与研究进行了综合概述。第一章深入探讨了癌症患者在诊断、早期治疗及生存期阶段所面临的心理和生理挑战。第二章详细解释了模型中的临床原则,并强调在治疗过程中应注重原则的应用,而非刻板遵循治疗手册。这样做可以灵活地根据患者的需求调整原则的应用。第三章则专注于如何建立及提升治疗关系的有效性,介绍了一系列策略。并探讨一种以合作为基础、注重情感的治疗方法,旨在通过运用贝克的引导式发现和苏格拉底式提问(guided discovery and socratic questioning,GD/SQ)以及 Linehan 的辩证行为治疗(DBT)中的认可策略,来建立和强化治疗关系。第四章阐述了如何利用个案概念化来指导治疗过程,将讲解如何通过辨识潜在的心理和人际问题来设定治疗目标。尤其强调了快速进行个案概念化的重要性,这是癌症门诊短程治疗中一项关键的技能。此外,第四章还将探讨如何开展高效的 CBT 访谈。

本书下篇深入探讨了上篇提及的认知行为治疗(CBT)模型在临床实践中的应用,特别关注了相对简短的治疗过程,并根据癌症中心患者的具体需求进行了调整。这部分内容涵盖了从急性期到各个生存阶段,包括刚被诊断和经历复发等不同阶段的癌症患者。治疗模型将应用于各种癌症阶段的患者,以及那些面临抑郁、焦虑和生活问题的患者。第五章探讨了癌症患者抑郁症状的治疗,并借助最新的抑郁研究进展来重新审视这一问题。包括探讨多次抑郁发作以及那些有着不良童年经历的患者。本章重点在于反刍思维、退缩行为以及问题解决能力的限制等核心过程。第六章专注于癌症患者抑郁症状的评估与治疗,同时也涉及亚临床抑郁的干预。第七章则集中讨论了癌症患者关于焦虑问题的治疗,包括对急性恐惧、长期担忧、回避行为和无助感的管理。本章重点关注那些影响患者参与癌症治疗过程以及他们在各个生存阶段中出现的焦虑问题。第八章描述了一种非常简短的治疗模式,旨在为痛苦的癌症患者提供支持。本章重点关注刚被诊断的、治疗中正在经历心理危机的,或者正在处理复发或癌细胞转移的患者。第九章探讨治疗师自我关怀与自我练习。本章将分析如何将治疗原则应用于关怀治疗师及护理团队。读者将有机会识别可能影响治疗师与患者关系的信念,并学习情绪管理策略,培养换位思考技能及自我关怀的能力。临床工作者将能够运用本书提供的原则来制订个人化的自我照顾计划和方法,以最大限度地降低职业倦怠的风险。此外,本章还将讨论作为肿瘤团队的一员在咨询互助团队中承担的角色和责任。

本书预期的读者群体为经验丰富的临床医生、教师、医疗管理人员以及来自不同学科领域的实习生。书中临床相关的章节将提供丰富的实操知识,包含详细的案例描述、个案片段及治疗细节,让读者能够观察到个案概念化如何在治疗过程中随着新信息的增加而完善,以及如何据此形成干预策略。同时,书中将展示在干预成功或遭遇挑战时,临床医生如何应对。本书通过不同癌症治疗和康复阶段的案例来阐述治疗原则,确保内容反映实际临床情境。为保护个案隐私,所有案例均已进行适当掩饰。大多数章节末尾设有小结和(或)要点,以便读者巩固学习成果。

上 篇

理论与研究

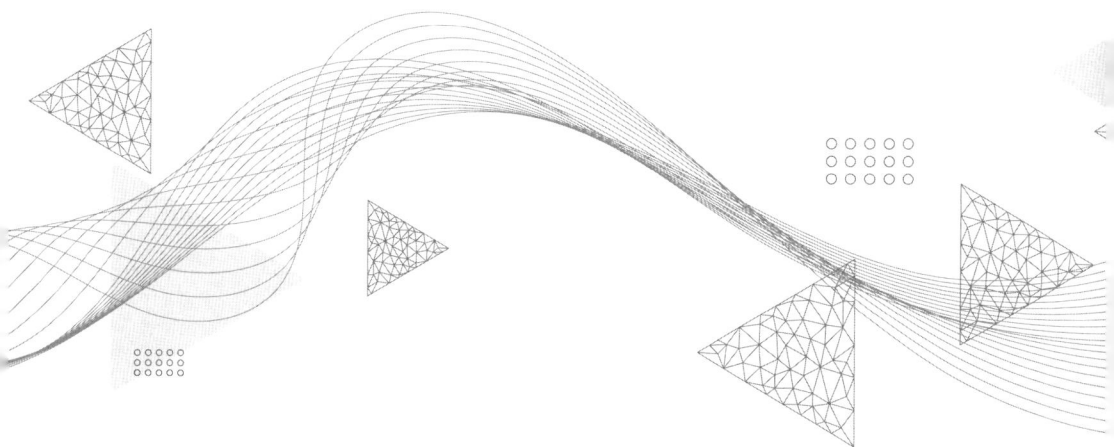

第一章　癌症患者的心理、社会和生理挑战

自 20 世纪 70 年代初起,Jimmie Holland 博士在 Memorial Sloan Kettering 癌症中心开创了肿瘤心理学(Holland, 2002)。关于癌症在心理、人际以及生理层面所带来的挑战的文献资料汗牛充栋,且呈指数级增长。与此同时,Moorey 和 Greer(2012)基于早期关于癌症心理社会影响的文献,开始发展相应的认知行为治疗策略。从治疗目的出发,我们认为将文献及治疗计划按以下分类可能更为恰当。

(1) 癌症患者最常见的心理和适应困难。

(2) 癌症患者的治疗阶段和幸存阶段。

(3) 根据癌症的部位和分期以及癌症和治疗的效果进行调整。

(4) 使用认知行为治疗的个案概念化,并根据每位患者特定的个体化需求量身定制治疗方案。

Moorey 和 Greer(2012)概述了癌症诊断所引发的心理和人际挑战。当个体开始将癌症视为一种存在性威胁时,其反应可能包括最初的震惊和怀疑。在 Moorey 和 Greer 采用的认知行为治疗模型中,癌症可能会挑战人们在日常生活中有意或无意遵循的核心信念、规则和假设,进而威胁到个人构建的生活意义体系。Lazarus 和 Folkman (1984)指出,个体对情境的评估会影响其对压力的反应。Moorey 和

Greer(2012)进一步提出,人们根据对癌症威胁的评估,可能会采取五种不同的应对风格:①迎战(fighting spirit);②回避或否认(avoidance or denial);③听天由命(fatalism);④无助和绝望(helplessness and hopelessness);⑤焦虑(anxious preoccupation)。

(1)迎战:将疾病视作一项需要应对的挑战的个体,他们往往展现出强烈的斗志。这类人积极寻求各种信息,主动参与治疗与康复,避免陷入反复思考和无谓的担忧。正如一位患者所述:"我们是一个相信能玩好牌的家庭,我们会尽力打好每一张牌。"

(2)回避或否认:可能会暂时减轻强烈的恐惧感,但这种做法并非没有代价。如果不面对疾病的情感影响,就可能导致个体与内在自我失去联系。此外,回避和否认不仅会使患者无法正视"手中的牌",还可能阻碍他们参与有效的问题解决和接受必要的照顾。

(3)听天由命:本质上是一种对疾病和疾病管理的被动态度,虽然它在表面上可能与接纳相似,但真正地接纳意味着积极参与,并在过程中形成对生活挑战的适应性反应。另一方面,采取听天由命态度的人通常不会主动适应压力,而主动适应是合理且必要的。

(4)无助和绝望:患者可能感到束手无策,进而选择放弃,这是一种典型的抑郁反应。

(5)焦虑:特点是持续的担忧和过度寻求确认。在第七章中,我们将探讨关于癌症相关焦虑的治疗,读者可以更深入地理解认知偏差、不良的认知过程以及无效的应对策略。

除了 Moorey 和 Greer 提出的贝克式认知行为治疗模型,问题解决治疗(problem solving therapy, PST)也是一种得到实证支持的治疗方法。PST 通过评估个体的问题解决风格(Nezu 等,1999;Nezu 等,2007),加深了我们对于人们如何应对癌症诊断和治疗过程的理解。Nezu 等将个体对待问题的倾向归纳为以下两类:

（1）积极倾向（positive problem orientation）：将问题视为生活中正常且可预见的一部分，将挑战看作是需要解决或掌控的。持有这种态度的个体相信自己有能力应对生活中的问题，并认识到解决问题需要耐心、努力和积极参与，而不是回避。

（2）消极倾向（negative problem orientation）：当问题被视为巨大且无法解决的威胁时，个体会感到缺乏应对这些威胁的资源。面对这样的问题，持有这种态度的个体可能更容易出现情绪失调，进而采用无效的问题解决策略。

此外，他们定义了三种问题解决的风格，其中有一种是有效的：①理性的问题解决风格（rational problem-solving style）：采取一种系统的、深思熟虑的、参与式的问题解决策略；②冲动/冒失的问题解决风格（impulsivity/carelessness style）：认为问题只有极少数的解决方案，并在不考虑后果的情况下草率做出选择；③回避型的问题解决风格（avoidance style）：以被动、否认、逃避和依赖他人解决问题为特征。

虽然有数据支持这两种分类的有效性，但对问题的倾向（态度）/调整风格与癌症结果之间的关系尚不明确。绝望和无助与疾病结果欠佳有关，而更主动、参与式的风格也并不一定能确保改善癌症结果（Garssen, 2004）。不过促进更积极的问题应对风格可能会提高生活质量并减轻心理负担。

关于刚被诊断和接受治疗的癌症患者的抑郁和焦虑障碍的数据显示，患病率存在较大差异。Levin 和 Kissane（2006）报告指出，10%～25%的癌症患者可能患有重度抑郁障碍（depressive disorder, MDD）。Li 等（2012）的研究发现，大约 16%的癌症患者符合 MDD 的诊断标准。然而，即使患者不符合 MDD 的严格诊断标准，抑郁症状也很普遍。若以抑郁症状而非 MDD 为标准，可能有高达 58%的癌症患者报告有抑郁症状（Massie, 2004）。Li 等（2012）还报告称，22%的癌症患者患有轻度抑郁或恶劣心境。由于疲劳和食欲问题是癌症及治疗的常见副作用,这些症状在鉴别诊断时需特别注意。若以认知症状替代疲劳和食欲问题,抑郁症的发病率则更接近基于诊断标准的估计(Trask, 2004; Levin & Kissane, 2006)。根据《精神障碍诊断与统计手册》(the diagnostic and statistical manual of mental disorders, DSM)的标准,癌症患者中抑郁症的患病率可能是美国普通人群的两倍(Jacobsen & Andrykowski, 2015)。此外,癌症患者的自杀率是非癌症患者的两倍(Misono 等,2008)。在临床实践中,应特别注意区分癌症患者中是由癌症引起的抑郁还是原发性抑郁,前者通常具有较少的核心抑郁思维,如内疚、失败感、不满和自我厌恶(Li 等,2012)。值得注意的是,癌症患者中抑郁症的男女患病率相似,而一般人群中抑郁的男女患病率大约为 1∶2,这可能与癌症的发生率男女分布更均匀有关(Li 等,2012)。

癌症患者中焦虑问题的患病率也存在类似的差异,患病率从0.9%到 49%(van't Spijer 等,1997)。Levin 和 Kissane(2006)使用医院焦虑抑郁量表(hospital anxiety and depression scales,HADS)预估的患病率为 15%～28%。Mitchell 等(2011)将癌症患者中焦虑障碍的患病率定为 10.3%。一项针对大型癌症中心门诊成人患者的研究显示,有 34%的患者报告焦虑问题(Brintzenhofe-Szoc 等,2009)。亚临床焦虑也很令人苦恼,它可能与情境和(或)存在性焦虑有关,这样的癌症患者在依赖性比较强的幼年可能就出现过惊恐发作(Traeger 等,2012)。焦虑问题在癌症患者中可能是暂时性的或阶段性的现象。例如,在肿瘤治疗团队对患者进行监测的过程中,患者可能会在接近治疗日期或复诊时感到焦虑。对于那些在患癌前已有焦虑障碍病史的患者,他们更容易遭受焦虑障碍的困扰。即便患者没有焦虑病史,对医疗程序的恐惧、创伤后应激、惊恐发作和过度担忧也是较为常见的反应。

　　临床上显著的焦虑和抑郁症状,最常见于刚被诊断出癌症以及确认病情复发的患者(Jacobsen & Andrykowski, 2015)。影响抑郁情绪的因素包括绝望感、缺乏社会支持、个人抑郁病史和不良的童年经历。某些特定类型的癌症,如胰腺癌,癌症的生物学特性可能也会增加患抑郁症的风险。此外,某些化疗药物的使用也可能引发抑郁(Jacobsen & Andrykowski, 2015)。类固醇类药物治疗可能导致癌症患者出现抑郁症状,而某些免疫治疗也可能具有相似效应(Musselman 等,2001)。然而,癌症的发展阶段并不像人们预期的那样,能够有效预测抑郁、焦虑或心理困扰的发生(Levin & Kissane, 2006)。

　　预估抑郁和焦虑障碍的患病率面临挑战,这主要是因为测量方法的局限性以及区分临床与亚临床抑郁和焦虑的难度。常见的筛查手段并非基于 DSM 诊断标准,而是通过评估整体痛苦程度来进行。采用简单的视觉模拟量表或痛苦温度计,患者能够迅速完成筛查。这些方法与更正式的精神科评估工具(如医院焦虑抑郁量表)显示出良好的相关性,并可识别出高达 19% 的患者存在相关问题(Jacobsen 等,2005; Levin & Kissane, 2006)。然而,仅靠痛苦程度不足以判断是否需要将患者转诊给精神科医生。许多患者在癌症治疗过程中的痛苦程度会减轻,这表明初始诊断时的痛苦并不总是需要心理干预(Salmon 等,2015 年)。此外,刚被诊断出癌症的患者经历痛苦是正常现象,他们可能也不愿意关注自己的情绪反应(Baker 等,2013)。

　　除了癌症诊断和治疗带来的心理影响,癌症及其治疗对身体的影响亦不容忽视,这些影响与个体的适应性行为和应对策略相互作用。最常见的身体影响包括疲劳和疼痛。在癌症治疗患者中,有 60%~90% 的人可能会经历临床显著的疲劳(Flechtner & Bottomley, 2003),这种疲劳在治疗结束后的数年内仍可能持续存在。认知行为治疗已被证明在缓解癌症患者的疲劳和疼痛方面是有效的(Jacobsen &

Andrykowski，2015）。例如,有 25%～33% 的患者会遭受显著的疼痛困扰(Jacobsen & Andrykowski，2015)。癌症疼痛的原因和持续因素复杂多样,涉及疾病的特定部位和严重程度,手术治疗、放射疗法或化学疗法带来的不利影响,以及导致疼痛的心理因素。这些心理因素包括灾难化的认知反应、绝望感、社交隔离和退缩行为,以及持续的警觉和焦虑。照护者对疼痛的反应也可能成为疼痛持续的因素之一。

在过去的 35 年中,癌症患者在被诊断后存活 5 年或更长时间的人数持续稳定增长,预计这一趋势还将持续。据预测,"未来十年内,美国癌症患者生存 5 年或更长时间的人数将增加 37%"(Stanton 等,2015,第 160 页)。到 2022 年,预计将有 1 800 万人①被诊断为癌症患者,其中 67% 的人预计将存活超过 5 年(deMoor 等,2013)。服务如此众多的患者需求将是前所未有的。同时,我们需改进服务模式,应对癌症患者及其家属在漫长且不断演变的康复过程中所面临的挑战。这包括帮助人们适应癌症及治疗可能带来的长期影响:如疲劳、疼痛、身体形象的改变、性功能的变化、对家庭的影响、对工作和收入的影响,以及对生活意义和目的的重新思考。

进入治疗后生存期的患者将遭遇一系列挑战,这些挑战随着生存期的不同阶段而有所变化。Stanton 等(2015)将生存期大致划分为三个阶段:①回归期(re-entry phase),从治疗结束到诊断后大约 2 年;②早期幸存期(early survivorship),诊断后的 2～5 年;③长期幸存期(long-term survivorship),诊断后的 5 年及以上。

由于对生存期过程的了解尚未被完全理解,这种划分仅是一种粗略的、直觉性的指导,使用时需持谨慎态度。然而,这种方法(参见图 1.1)在理解相关问题以及指导我们对癌症治疗后的心理治疗上仍具有其价值。

---

① 原版书籍于 2017 年出版,故预测的是 2022 年数据。

对复发的恐惧/焦虑
抑郁症状
疲劳
认知受损
疼痛
特定癌症的后遗症
破茧重生
回到工作岗位

对复发的恐惧/焦虑
抑郁症状
疲劳
认知受损
疼痛
特定癌症的后遗症
破茧重生

对复发的恐惧/焦虑
疲劳
认知受损
疼痛
特定癌症的后遗症
破茧重生

回归期	早期幸存期	长期幸存期
治疗完成	诊断后两年	诊断后五年

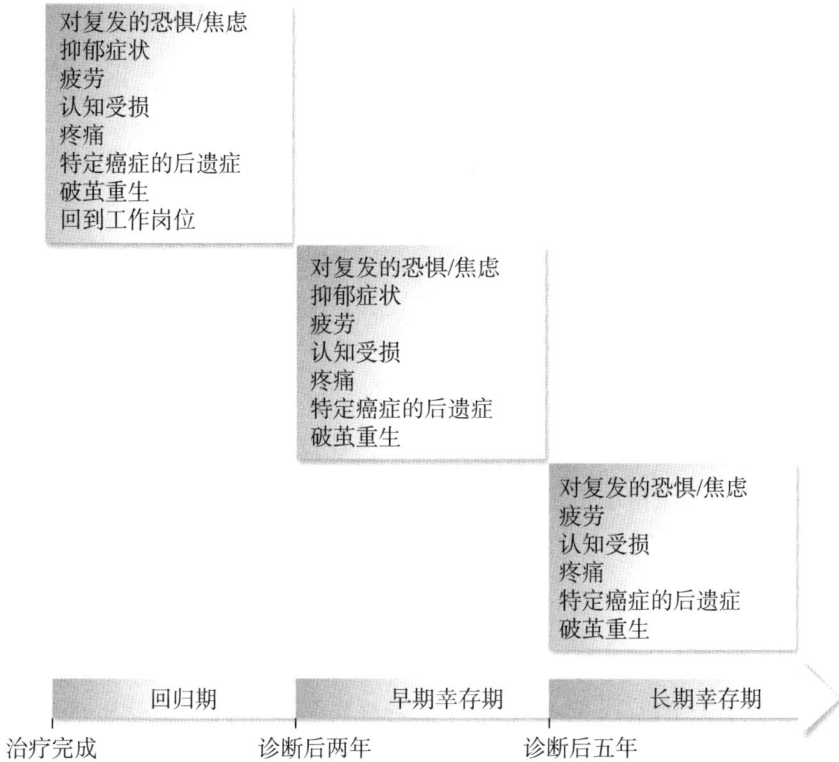

图1.1 癌症患者生存期假设阶段及其相关后遗症:幸存期心理模型

来自:Stanton et al. (2015). Life after diagnosis and treatment of cancer in adulthood: contributions from psychosocial oncology research. *American Psychologist*, 70(2), p.161.

图1.1构建了幸存阶段的框架,提示临床医生需关注这些阶段中常见的挑战和保护性因素,并辅助我们评估和探讨相关问题。回归期指的是治疗结束时期,患者不再需要与癌症治疗团队保持频繁的接触。在这一阶段,患者尝试回归日常生活,可能包括重返工作岗位,但由于疾病限制和治疗影响仍然存在,患者需要调整自我期望和工作表现。此外,患者在治疗阶段建立的支持网络可能对康复过程中的缓慢节奏准备不足,尤其是在癌症引起的疼痛和疲劳持续存在时。抑郁、易怒、退缩和焦虑不仅可能影响患者本人,还可能波及其社交网络,形成恶性循环,加剧抑郁和焦虑症状。随着与医疗团队接触的减少,治疗结

束时,患者的恐惧和担忧可能会增加。在回归期阶段,当医疗团队无法提供频繁的安慰和支持时,患者可能会更加关注身体感受和症状,而这些可能会被灾难化解读,从而引发对健康的过度焦虑(Stanton 等,2015)。

实际上,求助医疗团队可能成为一种寻求安全的行为(Salkovskis,1996a),而患者过度寻求安慰可能会产生反效果。当患者及其家属对治疗后的生活持抱有不切实际的预期时,心理教育便成为一项至关重要的干预措施,它有助于调整对康复的预期。

在进入早期幸存期阶段时,患者往往在复诊监测期间因担忧疾病复发而经历焦虑情绪的激增。这种情况通常在诊断后的前五年内出现。在这一时期,患者可能仍会面临抑郁、疲劳、焦虑和疼痛等问题,同时可能伴随着由个体癌症和治疗特点引起的长期影响,如认知功能障碍。尽管随着时间推移,抑郁的风险可能有所降低,但对疾病复发的担忧在长期幸存期阶段依然普遍。癌症及其治疗的长期影响可能相当严重,并且随着越来越多的患者步入长期幸存期,这些影响愈发凸显。

在幸存期的所有阶段可能出现的后遗症包括以下方面:①恐惧复发/焦虑(fear of recurrence/anxiety);②疲劳(fatigue);③认知受损(cognitive impairment);④特定癌症的后遗症(cancer-specific sequelae,取决于原发部位、分期、治疗);⑤破茧重生(finding benefit)。

Stanton 等(2015)推测,在幸存期的前五年内,患者更容易出现抑郁症状。若在幸存期间遭遇复发,患者更可能遭受抑郁和焦虑的困扰。实际上,据 Jacobsen 和 Andrykowski(2015)的研究,相较于初次患癌时,患有第二种癌症的个体可能更容易出现临床显著的抑郁和焦虑问题。

值得注意的是,在适应癌症或其他严重疾病的过程中,人们往往会经历积极的变化,并从疾病中发现意想不到的好处。这一过程有时被称为"破茧重生（benefit finding）"（Jacobsen 和 Andrykowski，2015）。癌症也被视为一个潜在的"受教契机（teachable moment）"，Stanton 等（2015）将其描述为"一种生活过渡性事件，它能激发个体采取降低风险或提升健康的行为"（第 165 页）。另一个相关术语是"创伤后成长（post-traumatic growth）"（Tedeschi & Calhoun，1996，第 455 页）。这些现象通常是自发的，据 Stanton 等（2006），Jacobsen 和 Andrykowski（2015 年）的研究，有 50％～80％的幸存者体验到这些积极影响。Stanton 等（2015）指出："幸存者自我报告的好处主要包括改善人际关系、优先处理生活中更重要的事务、更加珍惜生活、增强自我关注、寻求灵性支持以及重视健康行为"。此外，他们指出："纵向研究表明，从诊断和治疗阶段到回归期和早期幸存期，破茧重生的可能性会增加"（第 165 页）。

人类经验的讽刺之处在于，这种成长可能源自生活中最令人不愿面对的痛苦。这种讽刺以及痛苦中成长的力量，已经被人类理解了几千年，并且被历史上最伟大的戏剧家、诗人和精神导师的著作视为永恒。例如，希腊悲剧作家 Aeschylus 在公元前五世纪的马拉松战役中作为一名雅典士兵可能在经历创伤后成长。Aeschylus 那些最令人动容的话语，深深影响了 Robert F. Kennedy，并在他哥哥遇刺后的数月和数年中给予他支持。在 Martin Luther King 遇刺的那个晚上，Kennedy 在准备针对以非裔美国人为主的印第安纳波利斯的演讲时，这些话语不知不觉地浮现在他的脑海中，Kennedy 提及：

"我最喜欢的诗人是 Aeschylus。他曾经写道：'即使在梦中，无法忘怀的痛苦也会一滴一滴地落在心头；无论我们是否愿意，我们都在自己的绝望中，通过上帝的非凡恩典获得智慧。'"

我们都不喜欢痛苦,但是它却教会了我们生活中最重要的一课。人类在痛苦中发掘益处和成长机会的能力,在治疗过程中意外地成为了我们的盟友。我们需倾听和观察它,以便与患者一同进入学习时刻,从不幸中寻得福祉,实现成长。接纳与承诺治疗(acceptance and commitment therapy,ACT)是一种将价值观放在核心位置的 CBT 模型。Stanton 等(2006)在针对结直肠癌幸存者的 ACT 临床试验中发现,ACT 能改善患者的心理和社会功能,并在癌症康复过程中促进自然成长。这种成长包括:灵性成长、重新审视生活中更重要的事项、欣赏生活、加强人际关系、关注自我以及重视健康行为。在为期 1 年的随访中,这种灵性成长和其他价值观的变化呈现增长趋势,部分变化可归因于接纳和正念过程的中介效应(Hawkes 等,2013; Hawkes 等,2014)。

ACT 生动地描绘了痛苦与价值观之间的深刻联系。ACT 中有一句格言是:"你的痛苦中蕴含着你的价值观",当与患有癌症的人一起工作时,这一点尤为显著。举例如下。

在一个月的时间里,三个不同的男人,每个人都患有不同类型的癌症,有着不同的生活轨迹和生活阶段,处在治疗的不同阶段,以及不同的康复前景,每个人都对我说了同样的话:"我希望自己能成为一个更好的丈夫,希望能一直陪伴在她身边。"对他们每个人而言,这场危机让他们深刻地意识到自己对妻子的珍视,同时也让他们反思过去在婚姻中可能对妻子的伤害和忽视。无论是曾经的出轨、工作繁忙、情感疏远、下班后过于沉迷个人爱好,还是未能给予家庭足够的经济支持,这些男性都表达了相同的愿望。在审视他们的信念和婚姻历程时,我们得到了一个共识:无论剩余时间多少,当下都赋予了他们成为理想丈夫的机会。

现在我们可以使用以下时间线和过程来概念化癌症及其治疗。这些阶段和挑战从诊断开始,一直延续到长期幸存期阶段或临终关怀及姑息治疗阶段。

（1）初步诊断和早期治疗阶段。

（2）治疗阶段：治愈、不确定和未治愈。

（3）幸存期和监测期：回归期阶段、早期幸存期阶段、长期幸存期阶段。

（4）姑息治疗和临终期。

图1.2提供了一个治疗流程图，展示了可能的结果，包括常见的相对严重和相对不太严重的问题。

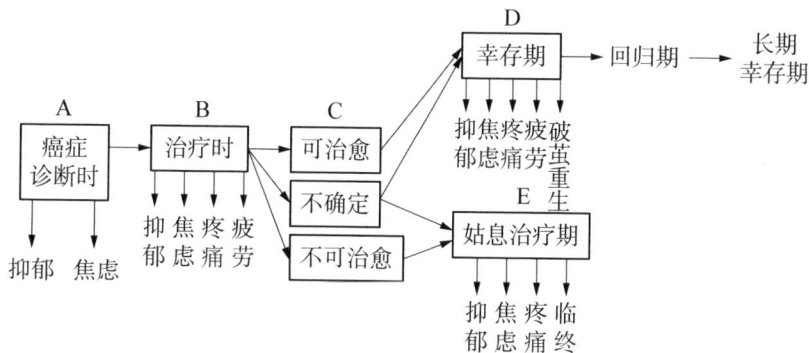

图1.2 癌症和幸存期可能的问题和节点

治疗工作应基于一个框架来组织，该框架建立在对癌症护理各个阶段所面临的挑战和潜在难题的深刻理解之上，从初步诊断延伸至长期生存期，乃至可能的临终阶段。这种方法能够协助肿瘤心理学团队根据患者在该框架中的具体位置来规划和组织护理。同时，它也能够针对每位患者及其社交网络的具体情况，形成一种高度灵活和细致的个案概念化。关于如何进行个案概念化的详细讨论，后续将在第四章中进行展开。

现在，让我们回顾一下引言中提到的个案，以及其他案例，将他们放置在图1.2所示的过程图中进行考察。

下午 1 点的患者是 25 岁的 Claire Reynolds，目前正处于康复回归期阶段。她患有三期乳腺癌，长期生存前景尚不明朗。随着与治疗团队的接触频率降低至每 6 个月监测一次，她开始感到恐慌，密切关注身体发出的每一个信号，时刻担忧癌症是否复发。由于数月未与肿瘤医生见面，她更加关注那些可能暗示严重问题的身体征兆，从而加剧了恐惧感。更糟糕的是，她对接触细菌产生了强迫性恐惧，这很可能是化疗期间免疫力下降所导致的。Claire 在医疗团队中找不到任何人倾诉她的恐惧。同时，工作、经济状况和社会支持的不足，进一步让她的回归期变得复杂。

下午 2 点的患者是 50 岁的 Andrea Woodson，她刚被诊断为胰腺癌四期，正面临临终期的问题。她也正在消化这一噩耗。尽管她对自己剩余时间的种种担忧不可避免，包括疼痛管理、身体机能的衰退、剩余时间的长短以及其他潜在问题，但今天她最关心的是她的丈夫。她担心自己的早逝对他可能是毁灭性的打击，甚至可能导致他自杀。因此，她请求心理学家帮助预防这种情况的发生。Andrea 具有很强的适应能力和解决问题的能力，她在面对生活挑战时总是有条不紊。然而，当前她面临的情况异常艰难。尽管她表示自己能够找到面对绝症的方法，但她需要解决一个无法在生前处理的挑战——丈夫如何面对她的离世。

下午 3 点的患者是 26 岁的 Liz Romano，目前正处于康复早期阶段，自诊断并开始接受治疗以来已过去两年。治疗极具侵入性且令人畏惧，她出现了创伤后应激障碍的症状，这些症状并未随着时间的推移而减轻。尽管如此，她已成功重返工作岗位，作为一名充满活力的妻子和母亲，她还重新加入了夏季女子壁球联赛。她居住在一个远离大学癌症中心的小镇，因此，她的定期监测并不频繁。尽管治疗效果显著，但她很少从肿瘤团队那里获得相关信息和必要支持。她的家人对她的反复创伤体验和噩梦感到担忧。Liz 曾在多方面展现出强大的适应力,并成功渡过了引起深度创伤的手术和化疗。然而,面对创伤后应激问题的加剧,她感到困惑,无法理解自己的状况,甚至将症状反应视为"疯狂"。在这种情况下,她以往的问题解决能力几乎完全失效。

下午4点的患者是55岁的Sheila Kelly,一位鼻咽癌长期幸存者,她在20多年前接受了根治性手术和全头部放射治疗。尽管癌症及其治疗的影响严重,但她在康复期间展现出了良好的适应能力。目前,治疗带来的长期副作用导致她出现疼痛、疲劳、活动能力下降、加速衰老和日常活动受限等问题。她正面临可能放弃工作的抉择,而这意味着她失去了自主权、经济保障、社会支持以及生活的意义。令Sheila更为焦虑的是,关于她疼痛的类型、成因及管理方法存在多种观点,且相互矛盾。她对自己在治疗20年后,仍需面对无人真正理解放射治疗本质和长期影响的情况感到困扰。当她发现护理团队成员要么不认可她的苦楚,要么不知如何处理她的疼痛和疲劳时,她感到极度愤怒和沮丧。自从诊断出癌症以来,Sheila展现出了惊人的坚韧和毅力。她一直在制造厂从事重体力劳动,操作重型设备,直至最近才不得不辞职。她坚持锻炼,保持健康饮食,并积极关注自己的治疗需求,努力高效管理家庭和工作。然而,日益加重的疼痛和活动限制使她感到沮丧和抑郁,担忧自己的状况会持续恶化,最终可能不得不依赖轮椅。这种担忧可能是基于她对自己状况的准确预测,也是她患癌及接受放疗长期影响的悲剧性后果。我们会制订一个治疗计划,帮助她避免残疾加剧,更有效地管理疼痛,在日常活动与休息之间找到新的平衡,并学会接受这种新平衡。在后续章节中,我们将详细阐述这些措施。

小　结

本章概述了在整个癌症过程,包括诊断、治疗、康复和临终阶段的应对措施。阐述了在认知行为治疗和问题解决治疗中,哪些常见的适应策略和问题解决方法有助于癌症患者适应病情,哪些可能构成障碍。此外,本章根据治疗和康复的不同阶段,列出了心理和生理上的常见挑战,如抑郁、焦虑、认知障碍、疲劳和疼痛。同时,也探讨了如何运用筛查工具来识别这些挑战,并针对出现的情境和问题进行处理。

要 点

(1) 在癌症患者的治疗过程中,识别他们的适应策略和问题解决倾向态度至关重要。

(2) 认知行为治疗和问题解决治疗这两种基于实证的疗法,有助于理解患者的适应策略和问题解决方式。

(3) 回避和绝望的问题解决方法可能导致治疗依从性降低和心理社会功能受损。

(4) 癌症患者面临更高的抑郁和焦虑风险。

(5) 亚临床抑郁和焦虑问题应得到重视,因为它们很常见且对癌症适应有影响。

(6) 视觉模拟评分法用于评估痛苦,既实用又不会造成污名化。

(7) 在治疗个案概念化中,应考虑痛苦、心理、社会和生理问题。

(8) 幸存期心理模型帮助肿瘤团队在从诊断到治疗、再到各个幸存阶段、复发和临终的护理过程中,准确识别患者可能遇到的挑战。

(9) 通过癌症适应的纵向和横向研究获得的知识,无论结果积极或消极,都能帮助临床医生准确识别影响适应的心理和生理过程,并为干预提供指导。

第二章 癌症患者的认知行为治疗

有句老话说:"工程师关注的是如何去做,而科学家则探究为什么这样做。"大多数临床工作者显然更倾向于了解实施有效治疗所需的工具和技术。我们通常更关心如何操作,而不一定深入挖掘背后的原理。然而,理解这些工具和技术背后的科学理论和原理同样至关重要。特别是在面对新领域中频繁且复杂的挑战时,缺乏这方面的认识可能会限制临床工作的进展。本章回顾过去二十年间认知行为治疗(CBT)领域的重要科学和理论进展,并将其概括为八项原则,这些原则将指导本书后续治疗方法的讨论。读者可以选择直接阅读本章末尾的小结和要点,或随时返回阅读本章。请记住,这里呈现的是一个经过修订的一般模型,它对传统的认知行为治疗进行了特别的"重构(revisioned)",以适应肿瘤心理学领域。在后续章节中,将详细阐述这一模型的实际应用,并展示本章所讨论各个要点的具体运用。

Aaron T. Beck 的认知治疗是全球研究最深入、应用最广泛的疗法之一。CBT 及其相关问题解决治疗(Nezu 等,1999;Nezu 等,2012)已证实对抑郁症、焦虑症,以及癌症和其他医疗状况患者具有显著疗效(Antoni, 2003;Moorey & Greer, 2012;Levin 等,2013;Levin, White, Bialer 等,2013)。过去二十年间,关于认知、人类信息处理、正念、接纳、情绪调节、改变理论，以及进化生物学和心理学领域的新发现层出不穷。这些发现既触发了学界内的诸多争议，也为我们理解人类苦难及其缓解途径带来了新见解。本章将概述这些发现，并提炼出关键原则，为构建针对癌症患者的 CBT 模型奠定基础，指导我们制订有效的个案概念化和治疗方案。

认知行为治疗或许最好被理解为一个治疗大家庭，它们都共同遵循科学的原则（Hofmann，2012）。正如任何家庭一样，成员间有时团结一致，有时则各执一词。治疗方法各异，观点之间可能存在争议，甚至存在竞争关系。然而，它们都基于科学原则，致力于建立可验证的有效机制和治疗成果。领域内的争议最终可能通过科学手段得到解决。因此，在此期间，我们可以相互学习，并更加轻松地看待彼此的差异。否则，我们会陷入弗洛伊德所描述的"小差异自恋（the narcissism of small differences）"（Freud，1958）。

认知行为治疗的共同之处在于它们都努力探索认知、情绪、行为以及人与环境互动之间的复杂联系。这些治疗方法通常聚焦于当前，帮助患者接受对其困境的概念化理解，为每次治疗会议设定目标和议程，并强调通过家庭作业将学习成果应用于日常生活中（Leahy，2016）。尽管如此，最为人所熟知且研究深入的贝克 CBT、接纳与承诺治疗（ACT）、辩证行为治疗（DBT）、元认知治疗（MCT）、正念认知治疗（MBCT）以及最近兴起的聚焦慈悲的治疗（compassion focused therapy，CFT）等，它们各自拥有不同的假设、哲学理念、科学范式和临床模型。本书的目的是整合这些模型的元素，以 CBT 的个案概念化为中心（Kuyken 等，2009；Persons，2008；Wills & Sanders，2013；Bennett-Levy 等，2015；Wills，2015），构建一个理论框架，实现各模型要素的一致性整合。无论是在 CBT 领域还是癌症治疗领域，现在正是整合的最佳时机。首先，在癌症治疗方面，医学的进步带来了新的靶向治疗方法,部分还基于基因检测和加强患者免疫功能。CBT 的发展使我们能够理解痛苦持续的方式,并针对性地进行干预,这些知识在 20 年前可能根本无法想象。结合医疗科技的进步和心理学及 CBT 中有效的技术,我们能够为癌症患者提供最大程度的帮助。

Steve Hayes(2015),接纳与承诺治疗的联合创始人曾说:

我常将整合比喻为森林中的一片空地,通往这片空地的小径有许多条。我们开拓的路径是基于我们对行为分析的理解,在铺设这条路径的过程中,我们往往需要克服重重困难……我们最初并未计划到达那片独特的开阔地……每个人给这片开阔地起了不同的名字,每个角落也各有特色……然而,它们实际上同属于一片广阔天地。(Hayes,2015,ACBS 邮件列表)

我在这本书中展现了通往这片"林中空地"的个人路径是基于贝克的认知治疗,并受到该领域新模型的影响。在这片空地上,西方科学与古老的冥想和沉思传统相遇。认知行为治疗及其科学构建已经带来了对人类认知的新见解,以及对思维和语言使用背景的新理解。我们对人类改变机制的了解也更为丰富,能够对促进变化的关键因素进行更可靠的预测。我们对人类作为一个独特物种的学习过程有了更深的认识,理解了这一过程既赋予我们相对于其他物种的巨大适应优势,也可能导致我们偏离正轨。我们可能容易受到语言操纵,出现思维偏差,经历心理和行为的失控,陷入僵化的规则支配的行为模式,从而伤害自己和他人的生活,无法看清事物的本质,无法接纳不可避免的痛苦,也无法明智地应对日常生活中的挑战和机遇。

然而,在这片空地上,我们有新的方法来理解我们如何陷入困境,以及如何实现更大的自由。如果正如 Siddhartha Mukherjee 所建议,我们需要改变和适应,发挥所有的创造力来帮助癌症患者,那么认知行为治疗中的现有知识很可能提供帮助。这包括保留我所认为的贝克认知行为治疗的核心要素,还有过去40年来的新进展。

接下来,我将阐述本书中用于癌症患者个案概念化和干预的八个关键原则,并回顾这些原则背后的理论和科学。理解这些原则及其背后的科学和理论对于有效应对治疗过程中可能出现的许多意外至关重要。当没有现成的治疗手册可供参考时,我们需要创新。理解一个好的理论,了解其背后的内容,是在规范下创新的关键,也是区分临床医师专业水平的关键。这本书旨在帮助那些渴望成为专家级临床医师的人。

现在,让我们来看看这八个关键原则,它们构成了针对癌症患者调整后的CBT基础。随后,我们将逐一讨论这些原则,并展示它们如何相互关联和相互促进,共同构建一个可靠的治疗框架:

(1)正常看待人类的痛苦;

(2)平衡、接纳、正念与改变;

(3)聚焦心理障碍中的跨诊断过程;

(4)平衡认知干预和体验干预;

(5)聚焦自我过程(self-process);

(6)心理功能情境化;

(7)聚焦优势、韧性和幸福感(well-being);

(8)治疗师在促进治疗关系中的"自我"调整。

一、 正常看待人类的痛苦

"疼痛是人类生活不可或缺的一部分"这一观念源远流长,深深根植于人类智慧和精神传统之中。例如,2 500年前,佛陀在探索中发现,疼痛是生活中不可避免的一环,"我们会经历衰老、疾病、贫困和失去亲人的痛苦,最终面临我们自己的死亡"(Nhat, 2001)。这些见解并非宣扬悲观和绝望的哲学,而是让佛陀区分了疼痛(pain)与痛苦(suffering)的概念,即使生活中无法避免疼痛,我们仍可以摆脱痛苦。正念认知治疗的联合创始人 John Teasdale 指出:"佛陀认识到,不愉快或不舒适的身体感觉或情绪体验是生活固有的一部分。它们本身并不是问题"(Teasdale & Chaskalson, 2011a,第 91 页)。因此,是我们将这些感觉、体验和思维交织在一起,产生了附加的与"正常"疼痛不同的痛苦。

面对失去和不如意,我们可能会感到失望、沮丧和恐惧。不论是否符合 DSM - 5 中抑郁症和(或)焦虑症的诊断标准,重要的是让患者明白他们既没有缺陷,也不是孤身一人。正如一位被转诊给心理学家的癌症患者所说:"得了癌症是一回事,但现在我的医生认为我也疯了。"情绪和身体上的疼痛是人生的一部分,这一观念赋予了我们现实的尊严,并帮助治疗师与患者建立平等的关系——我们都在共同经历这一切。

这种观点不仅源于古老的智慧,还基于 CBT 的最新科学和临床进展。对困扰的更广泛理解认为人类就像杂耍演员,我们建立了一个丰富的应对技能库以应对不断变化的环境所带来的挑战。然而,考虑到每个人的气质(temperament)、经历、社会环境和个人应对能力的限制,每个人都可能遇到一些无法有效应对的压力(就像杂耍中的球)。当这种情况发生时,我们可以选择放下一些或所有的"球",即压力。癌症可能会给个人带来许多新的、超出其应对能力的压力。

尽管贝克的认知治疗是一个跨诊断模型,它主要是在针对符合 DSM 标准的障碍下发展而来,但一些新的 CBT 模型已经对心理痛苦有了更广泛的认识,并采取了更正常化、更去污名化的处理方式。

接纳与承诺治疗（ACT）认识到人类的痛苦是因为陷入了语言的陷阱，这些陷阱与回避相结合，让我们置身于生活匮乏的行为模式之中（Hayes 等，2012）。ACT 不满足于为特定的 DSM 障碍提供一种治疗方法，它大胆地提出了一系列对人类心理痛苦的解释。这种解释根植于人类语言的核心，并通过关系框架理论（relational frame theory，RFT）加以阐述（Hayes 等，2001；Ramnero & Toerneke，2008；Toerneke，2010）。此外，ACT 再次聚焦自我过程（Hayes，1984；Hayes，Villatte 等，2011）重回 William James（1890）的心理研究传统。

辩证行为治疗（DBT）是为那些有长期自杀史或自杀企图的边缘型人格障碍患者开发的。它也认识到了疼痛和痛苦之间的区别，并对疼痛进行了去污名化处理。DBT 鼓励人们采取有效的行动，过上有价值的生活，而不是被自己的气质特点、经历和习惯所束缚，从而无法改变。DBT 的三大支柱之一是辩证法、激进行为主义和从佛教中借鉴的正念练习或其他沉思练习（Linehan，1993a；Koerner，2012；Linehan，2015）。

最后，新的治疗模型加深了 CBT 在进化生物学和心理学中的基础。贝克认识到了恐惧和悲伤的进化根源。每种情绪都是对即将到来或实际丧失或威胁的回应，都是人类适应功能的体现。每种情绪都可能会因为对威胁的误判和（或）低估或未充分利用管理威胁的资源而出现问题。新的 CBT 模型已经进一步将这一领域与进化思想联系起来。Linehan 描述了情绪的进化功能及其与行为冲动的联系。此外，被他人认可（validation）的基本需要和不认可的环境（invalidating environments）造成的后果将她的工作与进化理论联系起来。

Paul Gilbert 的研究探讨了人类慈悲（compassion）的进化根源，这种慈悲深深根植于人类对联结和安全的需求（Gilbert，2004；2009a）；（Gilbert & Choden，2014）。Gilbert 确定了三种基于生物学的原始情绪调节系统,所有这些系统都服务于生存适应,它们包括:威胁保护系统、驱动(寻求资源)系统和自我安抚系统(Gilbert, 2009a)。Hayes 和 Sandford(2014)指出,社会联结早于语言,部落和家庭联结经常对个体和群体的思维、情绪和行为产生巨大影响。与他人建立联结是人类的基本需求,在 CBT 的个案概念化、理解治疗关系和促进人际问题解决能力方面被重点关注。我们将在后续描述中看到慈悲和情境主义(contextualism)之间的联系。

综上所述,为癌症患者重新设计的 CBT 是非污名化的,它帮助患者理解在面对癌症时的痛苦是合理且有意义的。通过将我们的工作与进化生物学和进化心理学的原则相结合,不仅使痛苦的反应正常化,还鼓励患者利用困境中对安全、安抚和联结的适应需求。此外,通过正常化人类面对癌症时的苦难,我们为心理教育、重构疾病观念和面对疾病的叙事,以及深化治疗关系奠定了基础,从而将正常化与该方法中的其他原则联系起来。

二、 平衡、接纳、正念和改变理论

(一) 接纳

在过去 20 年中,正念和基于接纳的治疗方法取得了显著增长,而对这些文献的详细回顾超出了本章的范围(Hayes 等, 2004; Herbert & Foreman, 2011)。就我们的目的而言,发展正念和基于接纳的治疗是因为我们意识到 CBT 的改变策略存在局限性,治疗效果有时受限。早期 CBT 在临床实践中可能遇到了无法克服的现实障碍。我们无法改变患者在治疗中带来的所有问题。此外,我们也经常处理无法改变的临床问题,包括适应疾病和与之共存,以及与不可改变的现实斗争。

基于上述原因，我们在 Jon Kabat-Zinn 的正念减压疗法（mindfulness-based atress reduction, MBSR）（Kabat-Zinn, 2013）等第一个基于正念的治疗模型中发现了一个有利于 CBT 发展的土壤。这一模型开始在医疗部门流行，主要帮助那些无法通过传统西方医学获得帮助的患者。当我们无法摆脱不愉快的体验——如疼痛、癌症、生活经历、痛苦的情绪和记忆时，我们必须打开另一扇门来减少痛苦。当我们不再抗拒内在体验和无法改变的外在现实时，一种悖论式的改变发生了。

接纳意味着为现实腾出空间，甚至拥抱现实，而不是以自我损害的方式与之抗争。经历已经发生，医疗问题就在眼前。身体疼痛和疲劳可能长期存在，甚至可能持续不断。与其抗争，不如与之共存，这是基于接纳治疗的核心。这并不意味着我们认同生活对我们施加的不公、困苦、疼痛或疾病，而是承认它们本来的面目，并以不同的方式与之相处。Marsha Linehan 将接纳描述为打好生活给我们的牌，而不是放弃牌局离开游戏。癌症可能就是生活给我们的牌。

辩证行为治疗（DBT）（Linehan, 1993a、b；2015）可能是第一个将正念和接纳融入认知行为治疗核心的 CBT 模型。目前，DBT 在处理边缘型人格障碍中的自杀和准自杀行为方面拥有比其他任何治疗方法更多的实证支持（Stoffers 等，2012）。关于接纳模型，它包括以下几个要点：

（1）承认接纳在处理人类痛苦中与改变同等重要。全然接纳是承诺对生活本身深入和全方位地接纳，包括对一个人情绪和行为的能力、对一个人生活的经历、疼痛和失望以及现实。这一承诺承认一个人无法一次性全部接纳，但可以逐步扭转。

（2）将佛教和其他冥思心理学（contemplative psychology）中的正念和接纳练习进行可操作化的改编，补充 DBT 的改变策略。

（3）与 ACT 类似，使用冥思和正念练习有助于获得和培养 Linehan 所称的智慧心，或者一种慈悲和智慧的自我状态，这种状态超越了 DSM 所基于的医学模型，使 DBT 不仅仅是一种治疗工具，还是一种生活方式。

Linehan 的研究借鉴了冥思心理学家 Gerald May 的工作（1982），May 对比了两种截然不同的生活态度：一种是甘愿的、开放的和接纳的，另一种则是对生活现实抱有一种刻意的抵抗。刻意的抵抗可能会让人感到筋疲力尽，也可能让人产生和维持无效的应对策略，这些策略将在后续章节中讨论（Wills & Sanders, 2013）。

接纳与承诺治疗（ACT）鼓励人们以一种开放的态度去体验，而不是去抵抗和逃避它们，这些体验包括不愉快和令人不安的思维、意象、身体感觉、情绪和记忆。从这种开放态度出发，人们可以更自由地重新选择如何面对自己的体验，以及如何存在于世间。ACT 强调处理回避体验（experiential avoidance），Harvey 等（2004）发现回避体验是抑郁和焦虑的跨诊断因素，也是癌症患者心理结果较差的预测因素（Stanton 等，2015）。因此，在与癌症患者工作时，回避体验可能是一个重要的评估和治疗目标。

尽管不像认知改变策略那样成为治疗焦点，但 Beck 也认识到接纳在治疗焦虑障碍中的重要性。在 Beck 的认知治疗中，接纳的重要性在 A - W - A - R - E 策略（Beck & Emery, 1985；Beck & Dozois, 2011；Clark & Beck, 2012）中显而易见。A - W - A - R - E 是一个缩写，它包括：

（1）接纳焦虑（Accept anxiety），而不是对抗焦虑；

（2）观察焦虑（Watch your anxiety），以一种非评判性的方式观察焦虑；

（3）带着焦虑采取行动（Act）；

（4）根据需要重复（Repeat）步骤 1～3；

（5）期待（Expect）最佳结果，同时也将提高自身忍受焦虑的能力作为目标。

英国的 CBT 模型也强调对焦虑持开放和接纳的态度，包括愿意在面对恐惧情境时不使用被称为"安全行为（safety behavior）"的中和（或）回避策略（Bennett-Levy 等，2004；Westbrook 等，2012）。Hofmann（2012）探讨了接纳在现代 CBT 中的作用，并睿智地描述了如何面对疼痛，即帮助患者消除可以改变的疼痛，同时接纳目前无法消除或减轻的疼痛。Levin 等（2013），Levin、White、Bialer 等（2013）以及 Moorey 和 Greer（2012）在他们关于癌症患者的 CBT 中也简要涉及了接纳的概念。然而，必须指出，所有新一代的 CBT 都将接纳作为其模型的重中之重。在将 CBT 应用于与癌症患者的工作中，强烈建议将接纳工作纳入评估、方案制订和干预策略中。

（二）正念

关于正念的文献浩如烟海，其阐述的全面性远远超出了本书所能涵盖的范围（Wells，2009；Grabovac 等，2011；Herbert & Foreman，2011；Teasdale & Chaskalson，2011a、b；Segal 等，2013；Baer，2014；Langer，2014；Williams 等，2015）。尽管关于正念的定义存在相当大的争议，但正念在本质上是一种与体验相关的方式（Williams 等，2015）。英国议会报告《正念英国》（Mindful Nation UK）将正念定义为"以好奇和善意的态度关注当下的心灵、身体和外部环境"（MAPPG，2015 年 10 月，第 8 页）。它是一系列引导注意力的方法，旨在培养一种能力，使人能够停留在体验中而不逃避，同时以轻松、同情的心态观察体验，不陷入评判之中。这是一种体验，而不是对正念的纸上谈兵。

正念是接纳与承诺治疗（ACT）的一个组成部分，也是辩证行为治疗(DBT)、元认知治疗(MCT)和基于正念的认知治疗(MBCT)的核心。Lau 和 McMain(2005)还描述了将接纳和正念整合到 CBT 的策略。每个模型对正念的定义略有不同,读者可以自行阅读每个模型的主要内容,深入了解正念是如何被纳入 CBT 之中。对我们而言,整合正念最具影响力的治疗方法是基于正念的认知治疗(MBCT)、辩证行为治疗(DBT)和接纳与承诺治疗(ACT)。之所以选择这些治疗方法,是因为它们都已发展出详细且具体的实践内容,这些内容可以很容易地被应用到癌症患者的工作中。

基于正念的认知治疗(MBCT)将 Jon Kabat-Zinn(2013)在马萨诸塞大学开发的正念减压计划与认知治疗以及人类信息加工理论相结合,用于治疗抑郁复发(Segal 等,2001;2013;Crane,2009;Williams 等,2015)。除了最初被作为预防复发的治疗方法,MBCT 目前正在被研究作为治疗急性抑郁症的手段(Baer & Walsh,2016)。MBCT 是一种结构化的团体治疗形式,教授各种冥想技巧,患者在整个 8 周的疗程中需要每天练习长达 45 分钟。由于反刍思维(rumination)是抑郁症复发的核心组成,与 Teasdale 提出的"差异激活假设(differential activation hypothesis)"(Lau 等,2004)相关,MBCT 试图打破抑郁或悲伤情绪、抑郁记忆激活与反刍思维之间的联系。除了提供一系列深入的正念练习外,MBCT 还教授患者识别有关复发易感性的知识,即症状复发的特征,并教导他们如何利用正念训练来防止再次陷入抑郁的情绪中。

近期研究的数据揭示抑郁复发易感性和 MBCT 的改变机制有如下关联。曾有过三次或三次以上抑郁发作史的患者对 MBCT 的反应更为显著。这个结果可能是基于以下两点:①这类患者抑郁症发作的时间往往较早。②也许更重要的是,这些患者在童年早期有不良经历的比例更高,特别是有被虐待和忽视的经历(Segal 等,2013;Williams

等,2015)。此外,在其他一些健康状况不佳的结果中,不良的童年经历(adverse childhood experiences,ACE)的发生率也较高,这一发现提示MBCT 可能很适合治疗心理易感性较高的癌症患者(Corso 等,2008; Anda 等,2010;Brown 等,2010)。

MBCT 实现改变的机制包括:

(1)增强正念能力(Segal、Williams 和 Teasdale 提出的存在模式);

(2)减少对抑郁的思维、记忆、意象和情绪的行为和情绪反应;

(3)减少对包括自杀意念在内的抑郁内容的反应,即使这些内容出现频率并未下降;

(4)减少沉溺于有害的反刍思维过程;

(5)增加自我关怀(self-compassion),这可能来自于指导者示范。

对 MBCT 的批评之一是,它可能过分强调正念,而忽略了行为和认知行为技术的运用(Zettle,2007)。

相较之下,DBT 平衡了正念与改变技术的应用,融合了冥思传统智慧与 CBT 的技术。DBT 训练汲取佛教心理学的元素,但在实践中与宗教信仰无关,它主要致力于培养注意力和简述当下体验的能力,避免轻易陷入混淆事实的思考与评判,同时也不对思维和情绪做出冲动而盲目的反应。与 MBCT 不同,DBT 不采用冥想,而是像 ACT 一样,通过感官练习、引导式想象和正念呼吸来培养进入当下体验的能力。这些模型实用性强,专注于帮助人们暂停、觉察体验,并选择策略以巧妙地应对困扰。DBT 中的正念与接纳练习旨在帮助患者达到Linehan 所说的"智慧心",即超越 DSM 医学模型的慈悲与智慧的自我状态,使 DBT 成为一种生活方式,而非仅仅是治疗工具。同样,ACT也训练换位思考的技能,帮助人们达到智慧与慈悲的自我状态,从而使得 ACT 成为一种生活态度,而不仅仅是一种治疗方法。

　　两种基于正念的癌症治疗团体均借鉴了 Jon Kabat-Zinn 的正念减压疗法(Kabat-Zinn，2013)。Carlson 和 Speca(2010)以及 Speca 等(2000)开发的基于正念的癌症康复课程已获得实证支持。MBCT 对 Bartley 开发的基于正念的癌症认知治疗(Bartley，2012)产生了影响。新型的认知行为治疗，尤其是接纳与承诺治疗(ACT)，在治疗癌症患者方面也显示出疗效(Feros 等，2013；Rost 等，2012；Williams 等，2015；Arch & Mitchell，2016)。

　　接纳本身在癌症治疗中重要性是显而易见的，我们需要巧妙地引导而不是强迫癌症患者接纳所发生的一切。正念的各种形式可应用于个人和团体治疗中，以建立专注过程，并帮助患者通过感官觉知关注与癌症无关的当下体验。在后续章节中，我们将探讨如何在个体和伴侣治疗中以尊重和有效的方式促进接纳，并将其融入患者的日常生活。同时，我们还将讨论在癌症治疗中如何、何时以及为何使用正念练习。在这些治疗中，治疗师通常会示范正念和接纳，并描述在治疗关系中促进聚焦当下的策略(Wilson & DuFrene，2009)。此外，治疗师将提供丰富的临床实例，说明如何运用正念练习和技术达成各种治疗目标。这些内容将在后续章节中进行详细阐述。

　　综上所述，对癌症患者而言，正念有助于他们暂停、注意(attend)、观察(notice)、选择和采取行动。它是一种引导注意(attention)和觉知(awareness)的方法，带着意图和慈悲，同时观察(notice)在日常生活中流动的体验。这样，选择的机会便随之而来。在这种模式下，正念与熟练行动紧密相连。哲学家兼神经科学家 Evan Thompson 认为："正念并非仅是一个神经网络，而是你在这个世界中的生活方式"(Heuman，2014)。因此，正念与本书中的其他原则密切相关，它在支持自我安抚、积极解决问题和接纳现实方面扮演着基础性角色，也是智慧而有效地应对生活现实的关键条件。本书将重点探讨在个体和伴侣治疗中能够产生积极效果的、简短且聚焦的正念实践。

三、 聚焦心理障碍中的跨诊断过程

在美国,解释人类痛苦的主要模型是基于美国《精神病学诊断和统计手册》采用的医学模型(美国精神病学会,2013)。越来越多的CBT 领域开始寻求跨诊断的心理因素来理解临床障碍,尤其是抑郁和焦虑障碍(Barlow 等,2004)。

了解这些过程可以有力地推进理论、科学与认知行为治疗临床实践的整合。

多项研究已经证实,人类存在认知偏差的倾向。Beck 的认知治疗理论正是基于这一发现(Beck & Dozois, 2011; Beck & Haigh, 2014)。目前,已有充分的证据支持 Beck 早期关于认知偏差的观察结果。

Harvey 等(2004)在其里程碑式的著作《心理障碍中的认知行为过程》(*Cognitive Behavioural Processes Across Psychological Disorders*)中回顾了相关证据,并得出结论:在抑郁障碍和焦虑障碍中存在以下跨诊断过程,这些过程得到了强有力的实证支持,而焦虑和抑郁也是癌症患者最常见的问题,也是本书临床工作的焦点。

(1) 选择性注意:人类的注意力往往倾向于关注特定的、个人关心的外在和内在刺激以及安全来源。

(2) 记忆偏差:这包括显性选择性记忆和循环记忆。换句话说,大脑会不自觉地选择那些与特定关注点(如丧失、损害和威胁)相关的记忆。此外,大脑有时会经历反复的、侵入性的、令人不安和(或)不适的记忆,这些记忆既重复出现又似乎难以控制。

(3) 推理偏差:这包括对模棱两可的刺激的解释偏差、对生活中因

果关系的推理,以及各种期望和试错过程中的偏差,例如倾向于寻找
证实已有信念的信息。值得注意的是,这些偏差广泛证实了 Beck 从临
床实践中观察到的"认知错误"。

(4)反刍思维和担忧:这些思维模式不利于问题的有效解决。反
刍思维更专注于丧失、伤害和损害的主题,而担忧往往关注想象中的
未来威胁以及对不确定性的难以忍受。

(5)非黑即白的元认知信念:这些是对心理运作系统的信念,比如
将担忧和反刍思维要么视为失控的危险,要么视为必需且有效的策略。

(6)使用回避和安全行为:这包括回避内在或外在的(无论是真实
的还是想象的)威胁,这种做法抑制了问题的有效解决和更准确、灵活
地评估威胁的能力。

诺贝尔奖得主、认知心理学家 Daniel Kahneman(2011)提供了独
立的研究路线,支持 Harvey 等关于人类具有认知偏差倾向的结论。
Beck 早期的模型强调通过证据检验和构建替代信念来解决认知内容
中的这些偏差。然而,认知治疗实际上需要根据具体情境调整思维的
形式和功能(Beck & Dozois, 2011)。

CBT 的最新进展,尤其是元认知治疗(MCT),为理解并干预偏差
的认知过程(主要体现在对失控的担忧和反刍思维上)提供了新的视
角和方法(Wells, 2000;2009)。近期研究显示,特定类型的担忧和回
避行为与癌症患者的焦虑、抑郁及创伤后应激障碍症状存在关联
(Cook 等,2015)。在后续章节中,我将介绍针对认知内容偏差、失控担
忧和反刍思维过程的具体应对策略。

综上所述,在个案概念化过程中准确识别相关的跨诊断过程对于
指导治疗和选择恰当的干预措施至关重要。在应对癌症的诊断和治
疗时,患者可能会出现诸如"我和死了没什么区别""我过去的生活已经
结束了""这种情况我自己处理不了"等认知偏差。此外,癌症患者容易

出现不适应的认知过程,主要表现为无效的担忧和反刍思维。CBT 可以针对威胁评估,促进对自身应对癌症能力的更适应性评价,并减少陷入破坏性担忧和反刍思维的行为。

四、 平衡认知干预和体验干预

贝克的认知行为治疗(CBT)一直基于这样的信念:大脑可以通过理性和逻辑进行自我修复。贝克式认知行为治疗假设事件的意义是影响个体对事件反应的最重要因素(Beck & Dozois, 2011; Beck & Haigh, 2014)。然而,意义并不总是以纯粹的语言形式编码。CBT 一直认可情绪编码的意义在信息加工中起着核心作用,而不仅仅是更理性的信息处理方式(Bennett-Levy 等,2004; Leahy 等,2011; Wills & Sanders, 2013; Wills, 2015)。该领域的新发展使我们能够更好地理解人类信息加工的复杂性。我们不仅用词语思考,也用情感丰富的意象和隐喻思考。我们希望的干预措施既能够触及头脑和心灵,也要触及人类情感的核心。这些干预措施的目标既要针对更理性的、用言语表达的信息加工方式,也针对更感性且不太用言语编码的意义。

从根本上说,贝克早期的治疗方法主要训练患者用言语表达信念,并验证这些信念,以便自行判断系统性偏差或认知错误是否损害了他们的功能。我们已经在关于跨诊断因素的章节中提到,所有人都容易出现系统性认知错误。贝克的临床观察产生了一个认知特异性模型,在这个模型中,特定的偏见模式出现在特定的疾病中。每位患者从一般的模式中产生更具自身特色的模式,该模式会作为每位患者个案概念化的一部分。在抑郁障碍中,这些错误往往涉及对自我、世界和未来的误判,即抑郁症的"认知三角"(Beck & Rush, 1979)。在焦虑障碍中,贝克模型认为焦虑患者倾向于高估威胁的程度和可能,同时低估自己有效处理真实威胁的能力(Beck & Emery, 1985)。

除了更多使用言语编码且容易获取的自动化想法外,贝克提出认知是分层的,即最易于访问的信息处理层次使用的是所谓的自动思维。在认知行为治疗(CBT)中,大量的工作是在处理自动化想法这一层面进行的。事实上,对于许多 DSM 第一轴疾病而言,这个层面上的工作加上相应的规则和假设往往足以成功完成治疗。然而,贝克也认识到,更具有发展基础和情感编码的意义,即"核心信念"也在驱动人类的功能运转。关于核心信念的工作始于抑郁症(Beck & Rush, 1979),并在治疗人格障碍方面变得更加核心(Beck 等, 2006)。核心信念的存在和性质得到的实证支持比自动思维少。因此,更加依赖推理性内容的个案概念化在不同评分者之间的可靠性会降低(Kuyken 等, 2009)。

此外,贝克描述了一种认知的中间层,其中包括规则(rule)和潜在假设。规则在日常生活中无处不在,它们可以使行动简化,也更容易理解世界。这些规则可以从一个人的原生家庭或所处文化中观察到,可能是显性的,也可能是隐性的,甚至可能是个人特有的和任意的。不灵活和不适应的规则不仅可能对自己造成痛苦,也可能对他人造成痛苦(Beck, 2011a)。我们往往认为生活是受规则支配和公平的。正如一位患者所说:"我一直很注重健康饮食,不吸烟和坚持锻炼,照理说,我不应该患肺癌。"

Hayes 对规则有更行为学的描述,他证明了受规则支配的行为虽然具有明显的进化适应功能,但它也可能妨碍人类有效的生活。(Hayes 等,1986)。实验室里的老鼠需要经历许多次尝试才能学会当红灯亮起时,按右边的杆可以获得食物,而当绿灯亮起时要按左边的杆才能获得食物。而人类可以通过语言学习规则(例如,红灯按右,绿灯按左),无需多次试错。但是,当情况发生变化时,例如红灯按左,绿灯按右,即使无法获得食物,人类仍然可能坚持原来的规则,而老鼠会在几次尝试后发现条件已经改变。

因此,规则可以节省学习成本。然而,降低对环境条件变化的敏感性可能会给人们带来问题。人类可能是地球上唯一遵循通过语言来传达规则的生物,即使这些规则可能不再适用。人类语言实际上可能使人们无法准确、灵活地评估和应对环境的变化。不灵活和不适应的规则可能隐含着不接纳的态度,并且可能持续阻碍人们有效应对癌症的挑战。为了能更理解癌症患者的情况,可以举一个实用的例子:一位患者为自己制订了一条规则,要求在手术、化疗和(或)放疗后,即使他感到疲惫和疼痛,也要保持最佳状态。然而,努力遵循这样的规则对减轻痛苦并无益处,甚至会引发痛苦。"如果我没有做到别人期望的事情,那么我就是一个失败者"的想法可能既不切实际,也不符合当前的现实。相反,我们需要灵活地适应癌症和癌症治疗所带来的限制。当情况发生变化时,规则必须灵活调整以适应这些变化。癌症之前的生活规则在当前可能不再适用。这种对认知偏差、规则和假设的强调与关于接纳和改变的原则是有关联的。

1. 关于处理自动思维和规则的争议 我想简要讨论一下该领域出现的一个关键争议,因为这与我们的治疗工作密切相关。认知技术面临的挑战始于20世纪80年代初兴起的新行为主义,并在90年代后期加速发展(Jacobson等,1996;Martell等,2001;Dimidjian等,2006;Martell等,2010)。Jacobson及其合作者已经证明,有效治疗抑郁在本质上无需使用认知重建技术。其他研究人员对认知治疗强调验证和改变思维的科学基础提出了质疑(Longmore & Worrll,2007)。ACT也从科学和哲学的角度上挑战了贝克理性主义技术的使用(Hayes,Vilardaga等,2011)。ACT不仅认为贝克式技术是不必要的,有时还暗示这些技术是有害的。Keefe和DeRubeis对此做出了回应:"鉴于大量控制实验的文献已经确立了认知行为治疗(CBT)对抑郁症的治疗效果,声称挑战思维(CBT 的核心技术之一)是普遍的医源性问题,难以被支持,还需要明确的实证证据来确认。"Wells 也对 ACT 提出了类似的批评:"元认知治疗师不关注信念的内容,除非涉及元认知层面的信念"。Keefe 和 DeRubeis 对此提出了质疑,质疑元认知是否真正代表了另一个认知层面。

我认为,认知行为治疗中的改变机制仍然是一个难以捉摸且具有争议的话题,但明智的做法是接纳 Teasdale 等(1995)所阐明的研究结果。换句话说,贝克的认知干预,甚至也许所有认知干预,都是通过改变个体与思维的关系来起作用,而不是通过消除被认为是不适应的思维作为变化的先决条件。这种区别有些微妙,但在科学和理论上似乎是合理的。因此,尽管贝克的认知行为治疗可能在帮助人们识别和纠正认知偏差方面处于独特位置,但它并不是通过停止不适应的思维作为改变的先决条件,而是通过帮助人们获得更灵活和实用的替代性的方式观察自己和处境。考虑到抑郁和焦虑的癌症患者可能没有贝克所认为的认知扭曲的证据,因此,有必要采取其他方式来应对心理痛苦,包括更注重体验的方式。

ACT 治疗师已经创造了丰富多样的体验式干预措施,帮助人们摆脱语言的圈套和回避体验的陷阱,这些圈套或陷阱是对生活中僵化反应的典型表现。这些干预措施在许多方面不同于标准的贝克式技术,但也有助于促进 Teasdale 所指的目标:改变与自己思维的关系,从而允许更灵活的反应。这里所采用的模型借鉴了 ACT 的体验性干预,同时也承认并保留贝克 CBT 中处理认知偏见的策略,因为这些策略在处理偏差时会很快见效。这些技术的使用与 ACT 中强调的心理灵活性是一致的。我们将在后续的临床章节中讨论选择干预策略的准则。

2. 当逻辑失效时　语言和逻辑可能无法充分穿透人类痛苦中长期存在的情感负担的内容。贝克也意识到这一点。我们的患者经常注意到理性和感性之间存在分歧,而且完全不同。在咨询室中一个常见的发现是:患者注意到在访谈中,她知道心悸是无害的,但在半夜家中的黑暗里,她害怕自己会死于脑转移瘤,尽管反复扫描结果显示并非如此。

为什么语言和逻辑会失败?科学和理论的解释认为:人类可能倾向以多个层次或模式处理和加工信息,有些更具情感色彩,采用的是意象和身体感觉加工,而另一些则更多依赖于语言介入,因此可以通过言语上的检查、辩驳和创造可信可行的替代方案进行干预。当我们的加工模式之间存在冲突时,头脑与心灵之间,理性与感性之间,问题可能就会出现。这种认识也体现在古老的智慧中,构成了许多心理治疗理论的基础,包括精神分析到当代的 CBT 模型。它也是心理学其他领域(包括积极心理学相关领域)的研究人员所研究的对象。

因此,在 CBT 中,意象、隐喻和体验式干预的应用越来越多,尤其是在英国的 CBT 社区中(Gilbert, 2009a;2010;2014;Stott 等, 2010;Hackmann 等, 2011;Westbrook 等, 2012;Wills & Sanders, 2013)。有证据表明,在 CBT 中使用行为实验,而非仅仅依赖思维记录,可以更快地引发认知改变,并且还会将这种改变更有效地泛化到对自我和他人的信念上(McManus 等, 2011)。除了正念和自我处理过程相关工作之外,在 CBT 的传统中,还包含了整套干预措施。而在 ACT 传统中,则有一系列丰富且引人入胜的强大的体验式练习,这些练习借鉴了各种治疗传统,并以 ACT 模型的科学和理论的核心基础组织起来(Hayes 等, 2012;Stoddard & Afari, 2014)。

也许认知策略和体验策略最终目标就是实现"元认知意识"

(metacognitive awareness)（Williams M 等，2015）。这其实就是观察和注意内在反应的能力，要把内在反应当作心理事件，而不是作为事实，就好像一个人站在瀑布后面看着水流，而不是置身于水流中一样（Segal 等，2001）。元认知意识是通往选择之地的一扇门，选择如何与自己的信念、规则、假设以及情绪体验和身体感觉相处。有了这种选择的能力，就能够灵活地应对，同时也符合自己对当下需求和机会的处理意愿。

最后，动作、姿势和其他感官体验也会影响情绪和认知。Linehan（2015）所采用的"张手浅笑（willing hands and half smile）"的技术。Bennett-Levy 等（2015）将动作和姿势纳入了自我练习/自我反思模型中。他们借鉴了 Korrelboom 的创新工作，尤其是 COMET 模型（competitive memory training）利用姿势、音乐和动作来帮助创造自我状态和可接近的记忆结构，适用于有自尊问题和抑郁症的人群（Ekkers 等，2011；Korrelboom 等，2012）。对 Bennett-Levy 和 Korrelboom 的另一个影响是 Brewin（2006），他开发了一种记忆检索的竞争模型，该模型会建立一个新的自我状态，存储在记忆中，它能够成功地与在抑郁、焦虑障碍或人格障碍中被激活的那些更陈旧、适应性更差的记忆结构展开竞争。

综上所述，与癌症患者工作时，需要运用 CBT 中涵盖的各种处理认知、情绪和行为模式的技术和视角：评估思维内容的准确性和（或）功能性；确定认知偏见；帮助人们摆脱有害的认知过程，如担忧和反刍思维；使用体验式练习产生具有情感吸引力的改变；使用意象和隐喻；利用身体和姿势，不仅在必要时调节情绪波动，还可以帮助患者建立新的存在方式。正如 Williams 所指出的："玩弄我们的语言把戏无穷无尽，然而更好地理解和更巧妙地应对它们的方法也无穷无尽。"（McHugh & Stewart，2012，第 ix - x 页）。

五、 聚焦自我过程

"自我"概念或各种体验性的自我状态是由 William James 于 1890年引入美国心理学界的。在对比科学和形而上学中自我定义的差异时，他感到很纠结。尽管他对各种灵性、宗教和催眠状态感到好奇，但他更倾向于实证科学，他以一句名言："思想本身就是思想者"（James，1890）结束了他对自我的推测。

对自我过程（self-processes）的重新关注在很大程度上源于佛教心理学在西方日益增长的影响。出于实用主义考虑，也为了便于聚焦，我们将继续沿用在心理学和神经科学偏经验主义学派中所表述的"自我过程"和"自我状态"两个术语。Steve Hayes 的工作使自我过程的兴趣在科学和临床上重新回到了重要的地位（Hayes，1984；Hayes，Strosahl & Wilson，2012）。Hayes 将自我过程与换位思考结合起来，最终发展出理论和技术来帮助人们培养这些过程。换位思考是指能够体验"此时此地的我"和"彼时彼地的我"之间的区别以及"我"和"他人"之间的区别。换位思考也存在于其他治疗模式中（Spivack 等，1976；Bateman & Fonagy，2012 年）。然而，Hayes 将换位思考纳入行为和体验的语言描述中。这些自我状态或自我过程，如内容自我（self-as-content）、背景自我（self-as-context）、超越性自我，可以通过ACT 模型（Hayes 等，2012：McHugh & Stewart，2012；Villatte 等，2012）进行训练和获得。Wilson 等（2012）指出，从行为学角度来看，自我并不是一个名词，而是一个动词，一组行为模式。如果你愿意的话，可以称为，自我（selfing），它是一个过程，而非一个名词或一个实体。这个过程是体验性的，不断变化的，并且与我们如何运用意识有关（Thompson，2015）。

Teasdale 的研究以及正念认知治疗（MBCT）的本质加深了我们对人类拥有多种信息处理模式的理解，正如他在关于"三种心模式（three modes of mind）"的论文中所描述的那样（Teasdale，1993）。Teasdale 的工作使人们产生了这样一种观念，即我们正在帮助人们获得一种自我的过程，这种过程既具有疗愈作用，也会让人感觉自在。Brewin（2006）描述了如何通过竞争性记忆结构帮助人们建立新的认知、情绪和行为模式，即使在过时的、习惯化的和不适应的模式被激活时这些新模式也不会被抑制。Bennett-Levy 等（2015）也在此基础上进行了研究，他们培训治疗师使用自我练习和自我反思来"建立新的存在方式（way of being）"。这些模型建立在 Beck 最初关于"模式（mode）"的想法基础上（Beck，1996；A. Beck & Haigh，2014）。通常的情况是，贝克打开了一扇门，但由其他人发展和完善这一关键思想。

综上所述，"自我"是一组复杂的过程，既有语言表达又有体验。自我状态或存在状态（Bennett-Levy 等，2015）不能简化为自动思维或其他观察的语言产物：它们包括身体感觉、情绪、意象和记忆、行动倾向和姿势。通过对这些相关领域中的任何一方面进行干预，自我状态可以被触及、培养并维持下去。帮助癌症患者触及并基于其选择的自我状态进行发展，将是我们临床模式的一个特色。首先，这让我们的工作显得更有价值，也和我们为消除心理痛苦污名化的目标相一致。其次，它通过寻求和（或）建立智慧、慈悲的自我状态，帮助人们有效利用因为癌症产生的受教契机（teachable moment）。此外，正如我们将看到的，癌症可能以挑战和改变一个人的自我意识的方式，导致患者感受到自我丧失和失去意义。在临床相关的章节中，我们将重点介绍在癌症的诊断、治疗、幸存以及面对死亡的各个阶段中，帮助患者寻求和建立这些过程或存在状态的策略和技术。

六、 心理功能情境化

机械论和情境论之间关于因果关系的辩论在科学和哲学领域中
已有数千年的历史,这对于理解生态学、生物系统、心理学和心理治疗
至关重要。随着笛卡尔-牛顿科学的兴起和之后系统理论的发展,这场
辩论变得更加激烈(Capra & Luisi, 2014)。

这种机械论和情境论之间的辩证关系对于家庭治疗运动的发展
至关重要,该运动始于 20 世纪 60 年代(Gehart, 2014)。近年来,在更
行为主义的领域内,语言和行为的情境解释主要是通过 ACT(Hayes
等, 1993; Hayes, Villatte 等, 2011)出现的。虽然在这里详细讨论这
场辩论超出了本章的范围,但有必要进行一些说明。理解并创造一个
关于人类功能更情境化的解释是我们努力理解和帮助处在挣扎之中
的癌症患者的核心。在本书中的八项原则中,一些已经被纳入新 CBT
模型中的"情境主义"范畴。例如:Herbert 等(2016)描述了情境 CBT
的独特之处,包括专注于思维和主观体验的功能,而不是它们的形式
或频率。正念和接纳也被认为具有情境 CBT 的显著特征。他们还指
出情境方法本质上具有跨诊断性和整合性,并倾向于应用在"灵性、意
义和自我感"的问题上。

这里提出的情境主义模型不仅借鉴了新型的情境 CBT(Herbert
等,2016),还参照了其他情境模型,这些模型可以更好地理解人与其所
处生态系统的关系。

在这个意义上,情境原则帮助人们探索他们与内在过程(如思维、
意象、身体感觉、记忆和情绪)的关系。此外,情境原则还帮助人们探索
他们所处的生态系统,获得安全、安抚、支持和合作。这些生态系统包
括医疗团队、家庭和其他重要社会环境的人际世界。

思考和体验发生在一个或更多情境中，更准确地说，它们既同时发生也时刻发生。例如，"我得了癌症，所以意味着我会死"这样一个想法就发生在一个人和一个家庭的疾病史中，也发生在一段逆境中，一段关于自我编织的故事或叙述中，以及包括医疗团队在内的与他人的外部环境关系的情境中。内在和外在情境都会影响人类行为，包括认知。如何处理"我做不到"这个想法不仅取决于从前和当前的内外部情境，还取决于"做不到"这个想法的目的或功能。功能不仅要检查这个想法是否真实，还要检查一个人按此想法行动会发生什么，也就是这个想法在人生活中的功能。功能可以通过观察一个人的行为（包括认知和外显行为）是否有效来评估。换句话说，它是否产生了一种与个体当前所重视的事物相一致的效果？

在 CBT 领域，Hayes 从情境论与更机械论的角度深化了对语言和改变的讨论（Hayes，Villatte 等，2011）。Hayes 在 ACT 与关系框架理论中提出，语言与改变的解释基于功能性情境主义（functional contextualism），这是情境主义的一种形式（Hayes 等，1993；Hayes，Villatte 等，2011）。这一理论建立在实用主义和语言行为学之上，并基于这样一个观点：信念或外显行为的真实价值只能在其功能中被发现。基于功能性情境主义，ACT 中产生了一个基础性假设：所有行为，无论是内在的还是外显的，都可以根据它们在支持个人目标的情境中是否有效来理解，包括按照个人所看重的价值观生活。功能性情境主义的详细解释可以在其他地方找到（Toerneke，2010；Hayes 等，2012；Hayes，Villatte 等，2011）。然而，这种 CBT 根源上的实用主义与William James（1890）的观点相似，即"有效即真相（the truth is what works）"（Cormier，2001）。不求甚解，有用就好。

那这只是认知主义者和行为主义者之间的最新争执吗？还是领域中吹毛求疵的内斗？都不是。事实远不止如此，Hayes 指出：

真正的区别不是认知的行为学解释与认知学解释之争,而是情境论解释与机械论解释、专业性解释与通俗性解释以及历史性解释与生物性解释之间的差异。

最机械论的认知行为治疗(CBT)版本认为,思维是情绪和行为的直接原因,因此要改变情绪和行为,必须首先改变思维。贝克并未完全接受这种观点,尽管 CBT 在解释语言和改变时,倾向于机械论而非情境论。例如,贝克认知治疗研究所网站上的描述:"认知行为治疗帮助个体识别引起困扰的想法,并对其现实性进行评估。然后,学习如何改变这些扭曲的思维。当个体能够更现实地思考时,他们的感觉也会更好。"这体现了一种较为直白的机械论解释,即思维>情绪/行为,而改变情绪/行为的前提是改变思维。

在 CBT 领域,关于认知改变与行为改变之间关系更细致入微的观点越来越多。一个关键的认识是,行为(无论是认知行为还是外显行为)发生情境的任何变化会影响所有系统中的其他部分。正如神经科学家兼哲学家 Evan Thompson 所言,正念和认知不仅仅是"一个神经网络,而是你存在于世的方式"(Heuman, 2014)。CBT 越来越重视思维、行动和环境反馈之间的相互关系,这体现了一种情境主义观点。Hayes 通过提出功能性情境主义,改变了情境范式,主张行为(包括认知)应通过其目的或功能来理解。

让我们以一个简单的例子来说明:一位 45 岁的癌症患者多年来一直回避后续监测,原因是"我不想听到坏消息""如果得知癌症复发,我将无法承受""我无法再次经历那种恐惧"。在避免坏消息、避免得知可能复发以及避免恐惧的情境下,他选择多年拒绝监测。然而,如果监测的情境和目的发生变化,例如:"我想为了孩子而活。我想保护自己的生命和家人。"那么,一个人的行动选择将随之而变。根据情境论的观点,在癌症治疗中,我们应当经常鼓励患者有目的地参与必要的治疗活动,并有效地融入家人、朋友、同事、灵性社区和护理团队的支持、关爱和照顾中。

综上所述,具有情境论视角的 CBT 采用了一种对语言和个人与世界互动的非机械论解释。个人的内在生活与私人经验被视为与其所处环境背景之间的互动关系。理解行为的功能和目的使我们能够集中关注那些最可能带来实际改变的过程。最后,无论采用机械论还是情境论,治疗过程中保持幽默感很重要。机械论者可能倾向于深入思考,而即使是自称情境主义者的人,也会有需要深思熟虑的时刻。关键在于针对特定问题,在适当的时候,为了实现既定目标而采取相应的方法。

七、 聚焦优势、韧性和幸福感

聚焦于患者的优势和韧性一直是许多家庭治疗方法的核心(Boszormenyi-Nagy & Krasner, 1986; Hargrave & Pfitzer, 2003; Walsh, 2006; Gehart, 2014)。这种强调家庭优势的方法已经扩展到与一般患者的临床工作中(Rolland, 1990; McDaniel 等, 2013),并且在与癌症患者及其家庭成员的工作中占据重要地位。当人们认识到人类的优势和幸福是干预治疗重要且合理的焦点时,积极心理学便应运而生(Seligman & Csikszentmihalyi, 2000; Seligman 等, 2005; Lyubomirsky, 2007; Seligman, 2011)。

尽管认知行为治疗(CBT)最初旨在减轻或消除抑郁和焦虑等临床障碍,但它现在也开始强调优势、韧性、意义、价值观和福祉。Padesky和 Mooney(2012)提出一个四阶段模型,将患者的优势整合到个案概念化和治疗过程中。Kuyken 等(2009)将优势融入整体 CBT 的个案概念化模型中,旨在解决临床障碍,促进患者的韧性,使其能够持续终身。Bennett-Levy 等(2015)采用基于优势的方法,结合 CBT 中的新理论和新策略,培训治疗师将这些模型应用于实际生活。这项工作借鉴了Brewin(2006)、Padesky 和 Mooney(2012)等的创新性系统,该系统融合了传统 CBT 技术、优势、价值观、姿态和身体运动,并创造出新的存在方式。

ACT 对价值观的关注使其成为一种基于韧性和优势来处理人类痛苦的方法(Dahl 等, 2009)。而辩证行为治疗(DBT)的明确目标在于帮助人们过上更有价值的生活。价值观和幸福感越来越多地被整合进癌症治疗中(Breitbart 等, 2010)。因此,新的 CBT 和积极心理学模型为这一领域的工作提供了更新的理论与科学基础。

许多前来寻求我们服务的癌症患者可能之前从未接触过或认为不需要心理治疗。通常,他们已经拥有丰富且强大的适应能力,这些能力可以用来帮助他们应对癌症带来的挑战。采用基于优势的 CBT 新模型可能会引起许多患者的共鸣,这种方法不仅没有污名化,还能将关于变化、意义和幸福的最新视角带入咨询室。

综上所述,关注患者的优势和资源有助于将焦点从病理学转向对苦难更正常化的理解。并且,这有助于治疗师和患者共同利用患者生活中面对其他挑战时所使用的资源应对癌症带来的困难。

八、 治疗师在促进治疗关系中的“自我”调整

实际上,所有 CBT 模型,乃至所有心理治疗模型的核心原则,都基于真诚的关怀和关照。这包括在认可、情感支持与促进改变之间灵活转换的能力(Norcross & Lambert, 2013)。针对癌症患者的 CBT 首先建立

在治疗师对患者的深刻理解之上,其次才是帮助患者实现改变。

　　Beck曾接受精神分析师的培训(Weishaar, 1993),他将治疗关系的重要性融入CBT中。结合CBT与Roger(人本主义治疗的创始人)的核心原则,Beck认识到建立强大的治疗关系对于有效进行CBT至关重要。他在1979年的抑郁治疗手册中明确指出:"在成为一名优秀的认知治疗师之前,必须首先成为一名优秀的心理治疗师"(Beck & Rush, 1979, p.23)。治疗关系是成为一名优秀治疗师的基础。事实上,《认知治疗评定量表》(Young & Beck, 1980)中的许多项目都涉及治疗关系的特征和质量,而新的认知行为治疗对依从性和能力的评估也显示了类似的效果。

　　模型中体现了建立和管理治疗关系的关键原则,其中最重要的是引导式发现和苏格拉底式提问。引导式发现是一种协作方法,患者被邀请与治疗师一起担任联合调查员和探险者。治疗师展现出真诚、温暖和同情心,并采用温和的态度和启发性的提问。苏格拉底式提问旨在激发患者的好奇心,治疗师与患者共同努力揭示困难背后的含义,并协作解决这些问题。治疗师不会陷入说教或强迫患者改变思维的陷阱,这是一些批评者批评CBT模型时常忽视的一点。

　　Leahy撰写了许多关于治疗关系的文章,包括如何在CBT中处理可能出现的僵局。在治疗师遇到经历过悲剧或痛苦的患者时,他建议"为灾难哭泣,而不仅仅是试图治愈"(Leahy, 2001,第57页)。他写道:"当我们经历生活中看似可怕和恶劣的事情时,如果知道有一个人理解我们,或者至少正在尝试理解我们的痛苦时,往往会让我们得到一丝慰藉"(Leahy, 2001,第58页)。

　　Linehan撰写了一篇关于认可(validation)的重要章节,详细介绍了如何系统地训练认可和建立治疗关系的方法(Linehan, 1997)。认可的策略与引导式发现和苏格拉底式提问相辅相成,相互渗透。我相信 CBT 和 DBT 可以很容易地结合在一起,并且可以增强彼此的力量。它们共同创建了一种方法,可以深入了解患者的体验,探索可能维持患者痛苦的逻辑。在这个过程中,只要处理得当,患者会感受到被深深地理解,并愿意和治疗师共同制订治疗方案。当患者开始理解他们对问题情境的应对逻辑时,也会相应地制订一条走出痛苦的路径。Linehan 描述了六个认可层次,我们将在第三章更详细地描述,也会详细探讨如何将引导式发现和苏格拉底式提问与认可策略相结合。

最后,治疗师应使用本书中采用的原则自我实践,鼓励自己使用与患者相同的原则和工具解决问题和成长。Bennett-Levy 等(2015)讨论了治疗师使用 CBT 中的自我练习和自我反思以提高技能水平的重要性。MBCT、ACT 和 DBT 都主张治疗师把治疗模型的练习作为巩固技能和建立患者信任的手段。当癌症患者极度痛苦时,也建议治疗师使用这条原则。第九章将更详细地讨论这个问题。因为治疗癌症患者可能会强烈触发治疗师自己的恐惧,包括对死亡的恐惧。当与患者一起工作时,如果他们的痛苦触及治疗师的内心,治疗师的倦怠感可能会被放大。

综上所述,将 DBT 的认可策略与引导式发现和苏格拉底式提问相结合,为治疗师创造了一种机会,利用这种贴心、有效且有力的治疗关系,将治疗师自己与 CBT 的结构化技术融为一体。当治疗师真正运用这些工具时,它们可以有助于使患者的苦恼正常化,并为接纳和改变策略奠定基础。

小　结

本章概述了八个相互关联的原则,这些原则有助于创建有效的个案概念化,并针对相关过程谨慎选择干预措施。这些原则将被应用于癌症患者的整个治疗过程,包括诊断、治疗、长期幸存期或临终期。

要　点

（1）针对癌症的 CBT 是一种非污名化的模型,它将癌症带来的适应性挑战所引发的痛苦正常化。

（2）针对癌症的 CBT(CBT for cancer,以下简称"CBT - C")采用压力素质模型(stress-diathesis model),其中气质特点、应对能力和压力负担是导致抑郁和焦虑的主要解释性因素。

（3）在治疗关系中系统地调整治疗师的"自我"是 CBT - C 的关键组成部分。

（4）正念和接纳在 CBT - C 中要与改变策略平衡使用。

（5）CBT 教导癌症患者成为更敏锐的自我观察者,更清楚地对自己做功能分析(functional analysis),分析自己为何在陷入痛苦时的应对模式中难以自拔。

（6）CBT - C 借鉴跨诊断模型,准确定位与人类痛苦相关的心理过程,并将这些心理过程与癌症患者面对的疾病及其治疗的生物学挑战整合到一起。

（7）认知不仅包括通过言语(verbal)编码的材料,还包括意义,这些意义通过意象、隐喻以及从情感和身体感觉中衍生的隐性涵义进行编码。

（8）认知内容、认知功能和认知过程(担忧和反刍思维)是治疗目标,可能需要不同的个案概念化和干预。

（9）CBT 利用技术来处理言语编码的意义,以及更具体验性的技术来处理情感编码的意义,包括使用意象、隐喻、情绪调节、动作、姿势和感官体验。

（10）CBT 中的自我过程会促进元认知意识，并有利于接近和形成智慧和慈悲的自我状态，应对癌症带来的挑战。

（11）关注优势、韧性和意义会为针对癌症患者开展的临床工作增添尊严并指明新方向。

（12）对人类功能更多的情境性描述可以更加丰富对人类改变过程和痛苦维持过程的理解。

第三章　癌症患者的认知行为治疗开场和会谈结构

　　与癌症患者建立和维持心理治疗关系面临诸多挑战,这些挑战既微妙又复杂。治疗阶段和疾病状况的差异可能导致患者经历极大痛苦,但这并不总是意味着他们愿意讨论自己的情绪体验。在诊断和治疗的早期阶段,应尽快介入医学治疗来应对患者的痛苦,这有助于治疗或延长患者的生命,对缓解痛苦尤为有效(Baker 等,2013)。治疗者的方法和策略因角色和学科不同而有所差异。Forsey 等(2013)的研究发现,医生倾向于采用更为主动和含蓄的方式与白血病患儿的父母沟通。相较之下,护士由于不直接参与治疗工作,往往更倾向于采用一种更具情感投入的交流方式。患者可能对医生的直接和主动沟通方式感到满意,但可能更倾向于从护理团队中的其他成员那里寻求情感支持。此外,患者的依恋风格,尤其是关于自我认知的部分,影响他们在与医疗提供者的关系中感受到的支持(Harding 等,2015)。在与癌症患者工作的心理咨询师/治疗师需要认识到这些问题的紧迫性,并根据患者的需求、偏好及治疗阶段,谨慎处理患者的情感。认知行为治疗(CBT)和辩证行为治疗(DBT)已发展出适用于处理癌症患者关系需求的模型,这些模型能够有效应对在癌症治疗的任何阶段,以及那些易于自我否定、存在信任问题、害怕表达情绪的患者。

在 Aaron Beck 关于抑郁症的原始治疗手册中,他提到:"要成为一名优秀的认知治疗师,首先得成为一名出色的心理治疗师(Beck & Rush, 1979)。"遗憾的是,随着这一治疗模式的传播,这一观点的精髓似乎已被淡忘。在我与全美各地临床医师的合作中,以及其他流派支持者对 CBT 的描述方式中,我发现 CBT 常常被误解。它经常被误认为是只重视技术而忽视个体的存在;简单地将 CBT 视为迫使人们改变想法的过程,以及刻板地遵循治疗手册中的方案。

诚然,CBT 专注于帮助个体摆脱有限制性、僵化的思维模式,这些模式无法准确地反映自我和世界的真实情况。然而,正如 Safran 和 Segal(1990)所指出的:

"当治疗师首次发现患者在当下似乎还无法接受现实的重新构建时,应当暂停干预,并细致地探讨患者此刻的处境。"(第 89 页)

如果患者因感觉被治疗师误解或不被认可而有所退缩,那么修复治疗关系应优先于其他任何治疗活动。CBT 并非强迫人们改变,实际上,在经验丰富的治疗师手中,CBT 提供了一种充满人文关怀、安全与尊重的治疗关系,这些原则在 Carl Rogers(Rogers, 1951;1980)的著作中早有论述。

在观察不同流派的治疗师大师之后,可以发现他们都有一个共同特质:全神贯注、全身心投入并且关怀备至。你可以观察到他们有某种光芒在闪烁,那是一种温暖、适度的幽默和鼓励,它帮助来访者在最艰难的时刻找到缓解痛苦的道路。在每一次的相遇中,如果观察者对所采用的治疗模式有足够的了解,便能清晰地看到治疗的具体细节是如何通过治疗师自如地运用自身来组织整个治疗过程。Christine Padesky 曾描述过她早期接受 Beck 培训的经历。她写道,当她第一次观察 Beck 进行访谈时,并没有明显地看到技巧或会谈结构,这让她一度怀疑 Beck 是否有效地实施了自己的治疗模式。直到她对这一模式有了更深入的理解之后,她才发现在 Beck 访谈中,这一模式是如何巧妙地贯穿其中,尽管表面上看仅仅是两个人之间的友好对话(Salkovskis, 1996b)。

实际上,患者对治疗关系的感知与治疗效果呈正相关,其重要性甚至比采用某种特定治疗模式更为重要(Norcross&Lambert, 2013)。对关系因素和其他非特异性因素的重视可能导致一些人认为特定的治疗模式不那么重要。然而,对循证治疗持批评态度的 Wampold 和 Impel 指出:

"专注于治疗而忽视了关系技能的培训,实际上也忽略了使治疗有效的研究证据。但是,仅让学员学习关系技能而忽视学习特定的心理治疗方法也是有害的。最佳的培训是将治疗技能和关系技能结合起来的培训——这才是一种科学的培训方法"。(Wampold & Imel, 2015,第 276 页)

初学者和中级水平的治疗师往往以他们的导师或在学习过程中观察到的大师为榜样。然而,当治疗师达到专家级别时,他们会发展出自己独特的模式和技术,这些模式与技术与他们个人的风格融为一体,显得自然而和谐。即使是同一治疗模式下的两位专家,在工作方式上可能表现得截然不同,但仔细观察会发现,他们的行为仍然遵循着相同的治疗原则。我曾目睹经验丰富的临床医师观看教学视频时,因 Aaron T. Beck 与一位与精神疾病斗争的年轻人建立希望和联结的场景而感动落泪。观察其他 CBT 大师时,你会看到他们各自独特的个性,但所有人都在明显地运用认知治疗模式。对于经验丰富的 ACT

或 DBT 治疗师来说，情况也是如此。除了模式和技巧之外，本质上还需要展现出 Linehan 所描述的第六级认可，即"全然真诚"（radical genuineness）（Linehan，1997）。Martin Buber 的一位学生曾这样描述他："当他和你在一起，他会全神贯注于你，眼里只有你。他倾听你，让你感到他就在等待最真实的你，这种能力触动着每一个人。"（Friedman，1991，第 334 页）。与癌症患者合作不仅为治疗师提供了帮助的机会，也为个人和专业成长提供了空间，使治疗师变得更加真诚、对自己和他人更加接纳，并培养出更深的同情心。这为患者能够更安全地体验和表达他们的痛苦，寻找解决问题的途径，奠定了坚实的基础。

一、引导式发现和苏格拉底式提问

结构化的倾听和探询是治疗关系的核心，也是为癌症患者制订治疗计划的关键。本文将重点介绍两组方法：来自贝克 CBT 中的引导式发现（guided discovery，GD）和苏格拉底式提问（socratic questioning，SD），以及来自 DBT 的认可。这两组方法可以无缝衔接，相辅相成。

引导式发现是一个协作性的过程，它被视为支持 CBT 中许多技能应用的一项总体策略。它涉及 CBT 治疗师努力促进来访者从不太有效或不太灵活的思维、情感或行为模式，转向更加有效或灵活的模式（Wills，2015，第 64 页）。

苏格拉底式提问旨在帮助患者获取并表达经验，同时审视在特定问题情境中，哪些方面对于实现目标和目的有效，哪些方面无效。这种方法并不强迫患者改变，也不带有改变的意图（Padesky，1993），也不假设治疗师比患者更了解真相或什么对患者更有用。Mark Reinecke 曾这样描述引导式发现和苏格拉底式提问的温和风格：

"我从不认为自己已经了解了真相。我只是假设来访者当前对事物的思考方式对他们来说可能不是最有效的,所以这是一个非常温和的探询,即我只是想知道是否有另一种思考方式。但关键在于,这是针对一个特定的不适应核心信念,温和地鼓励来访者——就像我现在举起手转动光线中的棱镜(做转动的动作),看看是否有另一个角度可以理解它。"(Kazantzis 等,2014,第 10 页)

引导式发现和苏格拉底式提问鼓励探索和协作,它们帮助我们清晰地识别患者寻求帮助时面临的挑战和可利用的资源。为了实现这一点,需要触及并跟随那些激发情绪的认知,它们被称为"热认知"(hot cognition)。一位经验丰富的钓鳟鱼专家曾向我解释,大多数人在溪流中随意投掷鱼钩是徒劳的。鳟鱼通常聚集在富氧水域或深水潭中。他建议,要找到鳟鱼,应该"跟随溪流中的气泡"。在治疗中,这些"气泡"与情绪紧密相连,它们是探索和理解患者内心世界的线索。通过关注这些情绪线索,治疗师可以更深入地了解患者的核心信念和思维模式,从而更有效地引导治疗过程。这一系列操作包括以下步骤:

(1) 获取有关当前问题的信息和患者可能不知道的维持因素;

(2) 回顾所听到的内容,确保能够准确地理解;

(3) 总结在会谈中收集的材料;

(4) 归纳并帮助来访者产生新的思考、体验和行动(Wills, 2015)。

DBT 的认可策略可与引导式发现和苏格拉底式提问结合使用,以完成上述步骤。该策略最初是为了应对与边缘型人格障碍患者工作时所面临的挑战而开发的(Linehan, 1993a;1997)。认可策略的运用基于这样一个理念:无论在当前情境还是患者的生活经历中,她/他们都赞同要承认患者的痛苦经历。以下是认可的六个级别:

第 1 级:全神贯注地倾听。

第 2 级：通过言语、手势和姿态表明已听到并理解。

第 3 级：治疗师表达出患者尚未言说的想法、情绪或行为模式。

第 4 级：认识到患者当前的情绪、想法和行为是由过去的经历所影响。

第 5 级：理解患者在当前情境下的想法、冲动、情绪和行为的合理性。

第 6 级：展现出"全然真诚"，肯定患者作为一个人的价值，无论其在治疗中展现的是何种情绪、想法或行为模式。

DBT 的认可策略有助于使个体的经历得以正常化并被理解，为接纳与改变奠定基础。同时，治疗师能够协助来访者在情绪暴露与情绪抑制之间保持平衡。系统而针对性地运用认可策略，可以减轻情绪和生理心理的唤起。治疗师熟练运用 DBT 认可策略和引导式发现，帮助来访者在治疗过程中控制痛苦情绪，降低情绪和生理反应。进而有助于加强治疗关系，并促进来访者面对痛苦时采取更适应性的情绪反应。情绪调节与有效的问题解决技能有关，影响婚姻的美满（Gottman & Levenson 1992），并且可以通过人际认可得到提升。实验研究表明，认可与不认可的回应方式对情绪反应有不同的影响。在非临床样本中，不认可的回应与较高水平的负面情绪、心率加快及皮肤电导水平升高有关（Shenk & Fruzzetti, 2011）。除了癌症诊断本身引起的恐惧之外，情绪高度激动的患者，尤其是在亲近的人或医疗团队不认可的回应下，情绪反应会更加剧烈。

Kelly Koerner（2012）指出："当你精确地运用认可策略时，不仅能降低情绪的激活，还能激发相反的情绪反应"（第 116 页）。实际上，认可策略作为一种改变策略，其重要性在认知和行为治疗中不亚于其他更为技术性的方法。Koerner 进一步阐述：

"人们常将改变策略视为治疗的核心动力,认为它是帮助过程中最关键的部分,仿佛行为治疗就像是一把撬棍,需要通过认可来反向推动患者发生变化。然而,这些看法是错误的,也是过于简化的。它们未能认识到认可本身所具有的巨大改变力量。"(Koerner,2012,第111页)

二、 开场实例

以下是与一位癌症患者首次会谈开场的一个示例。请注意,这里并未尝试外部干预去改变患者的思维模式、行为或人际交往功能。此外,通过引导式发现/苏格拉底式提问(GD/SQ)和认可能够引发的改变并非源于技巧,而是源于真诚。在考虑患者的经历和当前情境时,运用 GD/SQ 和认可策略能够让患者感受到我们在倾听、理解和尊重他们的回应。然而,正如后续章节将展示的,对人的认可并不意味着我们赞同他们在应对癌症时所采取的所有策略。

案例 1

Caitlin,35 岁,最近被诊断出患有乳腺癌。她在肿瘤医生的推荐下前来寻求帮助,她表现出极度的焦虑,并且担心乳房切除术后丈夫会离开她,而手术定在下周。

治疗师:听起来,你对即将到来的手术感到非常担忧,还担心你的丈夫可能会因此而离开你。

Caitlin:我简直不敢相信这一切真的发生了!(她从包里抽出一张纸巾)

治疗师:Caitlin,我能感受到你的困难,这一切对你来说一定很突

然,很震惊。请相信,我们的团队在这里会支持你,愿意帮助你渡过这段艰难时期。(运用认可等级1和2,提供情感及实际支持)

Caitlin:这太可怕了,一切发生得太快,我甚至无法思考。

治疗师:(短暂的沉默)任何人面对手术都会感到害怕。我猜你不仅担心手术,还有各种其他要担忧的事,有这么多担忧而感到天旋地转是很正常的。(认可等级3和5,正常化患者的情绪反应)

Caitlin:就是那种天旋地转的感觉,让我一直感到头晕。

治疗师:是的,担忧确实会让人有这样的感觉,尤其是在面对严重的健康挑战时。如果我们能一起慢慢梳理你的担忧,一个一个地弄清楚,或许能找到应对的方法。你觉得怎么样?(提出解决问题的建议,认可等级5)

Caitlin:(点头同意)我觉得这个方法不错。

治疗师:好的,我可以尝试猜一两个你的担忧吗?(征求患者同意,认可等级3)

Caitlin:(点头)

治疗师:我觉得你不仅担心手术,你还提到你的家族有癌症史,你担心你的丈夫不知道如何应对这一切。(认可等级3)

Caitlin:是的,这两个问题让我非常困扰。

治疗师:你想先讨论哪一个?哪一个对你来说更重要?(共同制订问题清单和议程)

Caitlin:(看着治疗师)我妈妈和姨妈都死于乳腺癌。我害怕我也会步入她们的后尘。这是我最大的担忧。

治疗师:(停顿了一下)你是说,即使你经历了所有的手术,以及任何必要的后续化疗或放疗,最终还是无法挺过这一关?

Caitlin:(点头)是啊。我将不得不面对乳房被切掉、经历化疗、脱发和死亡。就像我妈妈一样。

治疗师：鉴于你妈妈所经历的一切，我可以理解为什么你现在会有这种恐惧。（认可等级 4 级）还有其他人知道这是你最大的恐惧吗？（治疗师选择针对孤独和社会支持，而不是认可患者因母亲的死亡而产生的恐惧，也不去评估患者是否存在认知偏差。这些行为似乎都为时过早）

Caitlin：没有。我丈夫不想谈论这个话题，我爸爸和兄弟姐妹也是。他们好像都不愿意面对我会死的可能性。甚至我的肿瘤医生看起来也很紧张，他只是让我不要担心，说如果有需要担心的事情，他会告诉我。

治疗师：我能想象你现在感到多么孤独和害怕，好像没有人听到你的恐惧。当你无法和任何人讨论时，你一定感到非常孤独。我想这对你来说非常重要，对吗？（认可等级 6 和 3）

Caitlin：是的，我很孤独。我知道他们也都很害怕，尤其是我丈夫，但好像我一直在安慰他们。我希望有人能听听我的心声。还有，我真的很担心如果我接受了乳房切除手术，我丈夫可能不想再看我。即使乳房重建，它也不会和以前一样，而且重建手术有时也会失败。他曾经说过无论如何他都会觉得我很美，但他没有看到我妈妈手术后的样子。他几年前出轨过，我担心他再次出轨。

治疗师：你的这些担忧在当前的情况下是完全合理的。让我们全面分析你现在的处境，你正与癌症做斗争，而你的妈妈因同样的疾病去世，你即将进行重大的手术，术后将失去乳房，甚至乳房重建手术也可能失败。你担心医生可能无法帮助你，你因此感到沮丧是合情合理的。你一直在努力安慰周围的人，却没有人能理解你的感受。最后，你担心你的丈夫可能会因为你身体的变化而再次出轨。这就是你现在所面对的一切，对吗？（总结患者的情绪，认可等级 4 和 5）

Caitlin：是的，你说得对。也许还有关于医生的部分。我的医生看起来也很紧张,他似乎不想我谈论关于死亡的担忧。

治疗师:好的,我现在明白为什么你感到如此困惑了。连你的医生也成为你担忧的一部分。所以,如果我们把这个也考虑进去,你的恐惧和困惑就更加可以理解了。(认可等级5)

Caitlin:是的,你这样说让我感觉好多了。虽然我还是很害怕,但至少现在我觉得我们画出了一张"地形图"。和你谈谈这些,我感觉好多了。(深呼吸,靠在椅子上)

治疗师:我相信我们会找到一条路,带你走出这片"地形"。你经历了许多挑战,但似乎总能找到应对生活困难的方法。虽然现在还不清楚这条路会是什么样子,但如果你愿意,我们可以一起找到它。也许我可以帮助你找到内心的指南针,一起探索出这片"地形"的道路。(注意到患者的身体语言和呼吸变化,治疗师确认了设定治疗方向的做法。)

Caitlin:(微笑)我也希望如此。

(一)会谈总结

在本次会谈的第一部分,治疗师专注于来访者的参与,运用了引导式发现/苏格拉底式提问(GD/SQ)和认可策略。会谈中,患者情绪反应的减弱体现了改变,这是在患者知道自己有机会被理解并梳理自己的经历之后发生的。在这次会谈中,治疗师并未尝试挑战或直接改变患者的思维或应对策略。相反,治疗师跟随患者的情绪轨迹,默默地帮助患者驾驭她的恐惧,而不是被恐惧所左右。治疗师提出的假设可以在未来的治疗干预中使用。例如,可以让患者评估自己会像她母亲一样死去的信念有多坚定,并尝试行为实验来验证这一信念。患者也可以在与肿瘤医生的沟通中尝试新策略,了解预后实际会怎样。同时,

治疗师和团队要保证,无论疾病的进展如何,都不会抛弃她(Levin &
Applebaum, 2012)。考虑到患者对即将进行的乳腺切除术以及与丈
夫脆弱关系的担忧,治疗师将在后续会谈中使用 GD/SQ 更详细地探
讨这一点,既是为了完善关于问题和维持因素的假设,也是为了选择
适合的技术。最后,这次会谈为创建问题清单和治疗计划奠定了
基础。

(二) 融入(joining)

在时间紧迫、任务繁重且高度依赖技术的服务系统中,人文关怀
在医疗关系内可能会被忽视(Ofri, 2005; Gawande, 2015)。在与行为
健康专业人士的会面时,尽管已经填写了一系列评定量表、求助问题
的相关信息、酒精和药物使用情况以及既往病史等表格,但花时间去
了解患者及其陪同的家庭成员对于后续的治疗工作至关重要。

融入策略可以提供帮助。这个术语起源于 Salvador Minuchin 的
结构家庭治疗工作(Minuchin, 1974; Minuchin 等,1978; Minuchin &
Fishman, 1981; Lindblad-Goldberg 等,1989)。即使只花 5 分钟询问
一个人的生活,不仅可以增强患者的高度认可,还可以在癌症治疗期
提供一个安全的避风港,激发患者对治疗师的信任和鼓舞自己,产生
相关的假设和隐喻,并为制订治疗计划铺平道路。优秀的 CBT 治疗师
会使用某种融入形式,任何看过 Beck 工作的人都知道这一点。然而,
将融入策略与 GD/SQ 一样作为一种有目的、有条理的策略,可以扩展
传统的 CBT 框架并产生良好的效果。许多在癌症中心寻求心理帮助
的患者可能之前没有与心理学家、精神科医生或临床社会工作者接触
过。他们认为这一行为可能会是一种令人恐惧和充满不安的经历,他
们感觉会被审视、被物化、被诊断,甚至认为需要被严格改造成为另一
个人。通过融入策略,治疗师可以让人们轻松地进入对话,而不会浪费

时间去收集患者相关的优势、价值观、期望和日常生活方面的临床相关信息。

案例 2

65 岁的 John Gregory 与 58 岁的妻子 Adrianne 一同前来参加首次会面。John 是爱荷华州南部一个小镇农机制造公司的退休机械师，而 Adrianne 在当地小学担任秘书一职。John 的皮肤癌复发，此前影响了左耳，现在又蔓延至头皮。他经历了手术治疗，包括部分耳朵切除和耳朵重建，并接受了头部放疗。目前，癌症又扩散至他另一侧耳朵后方的头皮。在即将开始新一轮放射治疗之前，他还需要咨询口腔外科医生评估是否需要在放射治疗前移除牙齿。Adrianne 担心 John 会变得抑郁并退缩。在探讨抑郁和焦虑问题之前，治疗师建议 John 和 Adrianne 共同参与到治疗过程中。

治疗师：你们今天开车过来挺远的吧？

John：是的，我们早上 5 点就起床了，不到 6 点就出发了。

治疗师：你们是从哪里出发的？

John：温特赛特。（John 的出生地）

治疗师：哦，温特赛特！是 John 的故乡对吧？

John：（微笑）没错。你去过那里的博物馆吗？

治疗师：还没机会去。

John：你应该去看看，那里非常不错。

Adrianne：不仅如此，电影《廊桥遗梦》就在我们那拍摄的。

治疗师：你也是那里的人吗？

Adrianne：不是，我来自另一个小镇。为了和 John 在一起，我搬到了温特赛特。我们都是再婚结合的。他把我带到了温特赛特，但现在我非常喜欢那里。

（接下来的对话围绕着爱荷华州麦迪逊的桥梁、丘陵地形,尤其是秋天五彩斑斓的树木。这对夫妇喜欢在秋季出游,他们最爱在那些隐蔽而美丽的地方野餐、散步。John 和 Adrianne 还邀请治疗师下次经过时,去他们家做客。）

这样的一段五分钟对话,不仅能让患者感到放松,还能让患者将治疗师视为一个与他们相似的人,一个真正对他们生活充满好奇,对他们感兴趣的事物也感兴趣的人。同时,从患者的生活经历、优势、资源、不同生活阶段的关注点和重要关系中,可以获取大量信息。在倾听患者叙述的过程中,可能会发现潜在的热认知和认知偏差,或者涉及问题维持的行为模式。所有这些信息都可以用来构建关于维持因素、问题清单、个案概念化和后续干预的假设。

(三) 推动改变议程

创造一个被认可、温暖且共情的治疗环境本身具有治愈效果。在这样的认可关系背景下表达情感,本身就是令人平静和舒适的。对某些治疗来说,这就已经足够了。然而,在大多数情况下,这仅仅是认知行为治疗(CBT)议程中的一部分。通过接纳或改变策略帮助患者实现变化是该模式的核心。与 Linehan 对全然真诚的描述相符,治疗师必须找到方法,邀请患者努力以全新的方式思考、行动和体验生活,或者重新唤起可能被痛苦淹没的原有适应模式。辩证行为治疗(DBT)在这两极之间游走。一方面,考虑到个人的经历、当前情况以及他们的情绪、认知和行为技能,DBT 认可患者现有模式的功能性。另一方面,DBT,尤其是更广泛的有效治疗,都不会认可那些有害的应对策略。威斯康星大学短程治疗诊所主任 James Gustafson 指出:"医生的工作就是让患者隐含的问题呈现(Gustafson，1992，第17页)。医生对此会采用一种邀请的方式，并向患者传达一种信念，即她/他有能力和智慧找到摆脱痛苦的道路。"

我们始终要在接纳和改变之间保持平衡，认可并接纳患者本来的样子，同时引导他们改变。CBT早已意识到，在患者尚未准备好变化之前就急于推进，可能会破坏治疗关系。Safran和Segal(1990)提供了识别和修复治疗破裂关系的指导。一般来说，我们提倡先理解患者，然后再促进改变。但这种平衡行为充满挑战，作为治疗师，我们有时也无法做到完美。当关系破裂时，要关注患者的反应，与患者交流，并修复关系，通常这就足以让治疗回归正轨。正如分析师Winnicott(1987)所说，我们不必完美，只需"足够好"就行。而"足够好"的一部分是关注关系，与患者合作，确保我们在治疗上保持步调一致。

(四) 创建会谈结构

有效的治疗本质上是有目的的。无论是最初提供情感支持、梳理痛苦经历，还是以一种既允许接纳又促进改变的方式定义问题，认知行为治疗(CBT)都是聚焦的，并且为每次会谈提供了灵活的结构。这种会谈结构为患者提供了一个容易理解的统一框架，并帮助他们察觉此前未意识到的情绪诱因，进而高效解决求助问题。结构是一种工具，而非限制，熟练的治疗师在实践中学会如何在保持合作和沟通的同时，在整体上遵循会谈结构的要素。这首先是将治疗内容涉及对患者至关重要的议题。虽然我们致力于提升患者的幸福感和减少痛苦，但也许更有效的方法是基于更持久和有意义的生活价值观来制订治疗方向，即便在面对困难时也是如此(Hayes等，2001；Dahl等，2009；Wilson & DuFrene，2009)。

以下是会谈结构的一些指导原则，这些是贝克CBT模型的标准要素（Beck，2011a；Westbrook 等，2012；Wills & Sanders，2013；Wills，2015）：

（1）检查和更新；

（2）承上启下；

（3）回顾家庭作业；

（4）设定本次会谈议程；

（5）开始本次会谈；

（6）布置新的家庭作业；

（7）总结本次会谈内容和要点。

1. 检查和更新　在后续会谈中,检查会谈之间发生的事情是必要的。对于癌症患者而言,这包括讨论新的发现、治疗进展、治疗产生的副作用以及新的心理上和(或)人际上的困难。在与抑郁症患者工作时,通常要进行情绪评分,包括用简单的数字(1~10)来反映过去一周内的情绪状况和(或)今天会谈的情绪状况。检查还包含融入环节,讨论自上次会谈以来发生的有意义和(或)愉快的活动或事件,如成年子女和孙子、孙女的拜访,与老朋友的钓鱼之行,或与伴侣度过的浪漫之夜。治疗师要警惕是否有新问题和新挑战的迹象,以及上次会谈布置的家庭作业是否完成。

2. 承上启下　作为检查的一部分,治疗师要询问患者对上次会谈的反应,包括上次会谈中仍存在的问题或关注点,以及发生的负面反应。也可以询问患者在来办公室的路上对今天会谈的想法。这种过渡可以揭示来访者对会谈的反应,对治疗师的反应,以及是否在回避问题,或者是否急于在会谈中讨论新问题。

3. 回顾家庭作业　如果有比"家庭作业"更好的词,我会使用它。家庭作业的核心理念是与患者充分合作并征得其同意的情况下,制订一项任务,以实现以下目标:正念观察与觉察、信息收集、在目标情境中尝试新的体验方式、对问题情境采取新的思考和反应方式、逐步暴露于恐惧情境、练习新的行为模式和问题解决策略,以及建立替代回避、逃避或退缩的新方法。具体的家庭作业任务清单可能是持续性的,需要治疗师和患者的合作与创造力。本质上,家庭作业是让患者在目标情境中观察、收集信息,增加或减少某种特定行为。一旦布置了家庭作业,就必须在下次会谈中跟进,否则会损害治疗关系并使治疗偏离轨道。

4. 设定会谈议程　由于癌症患者的治疗时间往往较短,效率则显得尤为重要。患者问题清单上的问题将成为治疗干预的焦点。在治疗开始时,了解新出现的问题以及现有问题中最突出的部分,是本次会谈议程的基础。在治疗过程中,明智的做法是保持一个整体的指导议程,同时高度关注患者的需求,随时调整治疗方向。专注于治疗关系的合作性可以防止结构化治疗过于僵化,包括在议程制订上。最好是选择一个或最多两个问题处理,留出时间进行会谈,并找到一个新的任务,让患者将当次的学习成果应用到日常生活中。

5. 开始会谈　会谈主要围绕具体的议程项目及与患者当前问题的相关性展开。我们可能会关注那些阻碍患者有效适应当前问题的维持因素,并努力寻找方法来改变这些因素。就像画家调色板上的丰富色彩一样,认知行为治疗(CBT)家族,以及其他治疗流派的技术,都可以被选择和使用,Freud 曾有一句名言:“将治疗比作下棋,开局和终局都有详细的记录,因此可以轻松学习,但棋盘上的博弈只能通过真正的实践和与大师的接触才能掌握”(Freud, 1958,第 123 页)。CBT在这中间找到了一条道路:通过制订有效的个案概念化,治疗师能够准确地识别出妨碍有效应对的维持因素,并针对这些维持因素所涉及的核心过程,选择适当的技术来帮助患者。

6. 布置新的家庭作业　在会谈中,经常会有简短的总结环节,以确保患者被理解，并为构建改变议程打下基础。治疗师在每次会谈结束时都会要求来访者反馈治疗取得的成果、治疗是否达到患者的目标，以及会谈中是否有任何困扰患者的时刻或让患者感到为难的体验。这样做不仅可以处理治疗关系中的破裂，还可以防止治疗过早终止（Newman，2013）。此外，治疗师还需要对患者在治疗干预中可能产生的负面非言语反应保持警觉。通过这种方式，治疗师可以及时调整治疗策略，确保治疗过程顺利进行。

7. 总结本次会谈内容和要点　在 CBT 中，一个常见的挑战在于何时以及如何将会谈的重点转换成患者可以在日常生活中执行的任务。治疗师要在会谈结束前就开始考虑这一点，以便为讨论该任务提供充足的时间。我建议从以下几个方面思考：

（1）相信没有失败的家庭作业，任何结果都有价值；

（2）哪些维持因素最容易改变；

（3）患者能够或愿意改变多少；

（4）我们是否着眼于观察、收集信息或在家庭任务中实践新的应对方式；

（5）本周阻碍患者改变的是什么；

（6）为何患者愿意接受这个任务；

（7）让患者总结任务；

（8）完成任务的可能性有多大；

（9）如果有必要，可重新设计任务，以确保完成任务。

对于新手医生来说，如何在保持必要的会谈节奏的同时，又不偏离既定的会谈结构，确实是一项挑战。对于这些新手来说，过分遵循会谈结构有时可能会对治疗关系产生不利影响。然而，通过包括督导在内的训练，会谈结构可以转化为一种强有力的工具，并且能够灵活运用。Frank Wills 指出：

在贝克的多种治疗演示中,无论是现场的还是录制的治疗会谈,他都展现了如何轻松地运用会谈结构。贝克还暗示,理想的治疗结构应当是治疗过程中的模板,而不是一系列刻板的行为步骤。(Wills,2009,第111页)。

对于专家级别的治疗师而言,会谈结构虽然易于辨识,但它通常更为柔和,与治疗师的个人风格和个性紧密融合。这类似于爵士乐的即兴表演,整个表演虽围绕和弦、旋律和节奏的结构进行,但同时也充满即兴创作的空间。当临床医生能够熟练地将结构融入工作之中,就可以游刃有余地满足患者的需求。Frank Wills曾指出:"尽管结构化的方法通常能为客户提供最佳方案,但治疗师对来访者个体需求的适当回应同样重要,这可能意味着既要坚持结构,有时也要弱化结构"(Wills,2009,第111页)。例如,一位刚得知癌症在化疗后仍然扩散的患者,当他来到会谈室时,可能更需要的是同情和支持,而不是立即回顾上次的家庭作业内容。然而,即便在这种情况下,治疗师也可以引导患者逐步回到会谈的结构中,讨论面对这一坏消息时应采取的应对步骤。会谈结构的另一个关键要素是让患者理解CBT模型,以及对其治疗过程的期望,包括患者和治疗师在确定治疗方向上各自的责任。通过运用已被验证有治疗效果的研究成果来告知患者该模型的科学依据,并鼓励患者坚持治疗,以获得最佳的治疗效果。

(五) 个案实例

Russ Szymanski,一位53岁的已婚父亲,两个儿子已成年,其中一位与他共同经营家中的汽车零部件生意。该企业业务已显著增长,目前拥有38名员工,分布在三个不同城市。近期,Russ被诊断出患有头颈癌,接受了手术治疗,并正在接受放射治疗,其间他经常感到疲劳和疼痛。尽管受到癌症的影响,Russ依然坚持自己习惯的工作节奏,即便在每天接受放射治疗的日子里也不例外。他每周工作超过70小时,穿梭于不同城市的店铺之间,这也增加了他的通勤时间。尽管Russ不愿放手日常运营的控制权,但他29岁的儿子将来注定要接任他。在Russ的家庭背景中,他的父亲是一位有暴力倾向的酗酒者,曾多次失业,并在Russ 11岁时去世,他的母亲独自抚养Russ和他的两个妹妹。Russ对母亲和妹妹们有着强烈的责任感,至今仍在承担她们的经济开销。他的小妹妹嫁给了一个酗酒者,导致他们二人常陷入经济困境,此外,经常向Russ借钱却从未偿还。他还资助另一位妹妹的女儿的大学教育开销,并赡养年迈、生病的母亲。这种责任感同样体现在他的婚姻,作为父亲的角色,以及他对员工及其家庭的关照中。

他的忠诚和个人责任感是他的优点。然而,这些隐含支配他在生活中言行的规则和假设,却导致了当前的困境。他越来越感到疲惫不堪、睡眠不足,无法有效地应对面前的一系列挑战。他认为自己必须维持30岁时的工作节奏,同时还要承担对他人的经济责任。这些规则和假设包括:"如果我停下来,那些依赖我的人都会受苦。""我需要成为超人。每个人都是这样看我的,我不能让他们失望。""没有我,公司就会倒闭,那些依赖我生活的人都会失业。""如果我不每天去看望我的母亲,她就会感到孤独。""我的妻子需要我提供情感支持,如果我此刻依赖她,我会显得很软弱。"这些信念体系构成了他对自我角色的认知,但也可能导致他忽视了自己的健康和福祉。

按照之前的规则和假设已经让他感到精疲力竭、孤独、疏离,事业力不从心,以及在生活中需要任何重大努力时,他不能也不愿寻求支持和实际的帮助。Russ先生将面临持续数周的放射治疗以及接受更多手术的风险。在治疗过程中,我们发现了Russ先生坚定的信念,即他必须成为"超人",放弃任何一个方面都会被视为软弱和失败。然而,有一个领域他愿意考虑寻求帮助:那就是他的母亲。他意识到他的妹妹有更多时间,并能更多地照顾母亲的生活起居。此外,他也认同让儿子暂时多承担公司的责任可能是一个明智的选择。治疗师为这些问题布置一些家庭作业,以帮助他逐一解决,从而减轻他的负担并促进他康复。

治疗师:如果你要做一个测试,看看你妹妹是否能迎接这个挑战,那会是什么呢?

Russ:我每周可能去妈妈那里五次,哪怕只是停留几分钟。我的妻子Lisa也会前往那里。我的妹妹虽然住在镇上,但在照顾妈妈的生活用品购物等方面,她比较依赖我和Lisa。

治疗师:你妹妹叫什么名字?

Russ:Carol。

治疗师:好的,所以Carol能提供一些帮助,但并不多。她是否意识到妈妈目前的需求有多迫切,以及你所承受的压力是什么?

Russ:我想她有意识到一点。但最后她还是指望我把事情搞定,照顾到每个人,包括她。每个月我都会寄钱给她,尤其是当她丈夫失业时,就像现在这样。

治疗师:她丈夫是那个爱喝酒的人吗?

Russ:(点头)是的。

治疗师:好的,这可能是一次Carol为她妈妈和大哥承担更多责任的机会。你认为她的大哥是否需要她的支持,并且能够促使她站出来承担更多?(治疗师鼓励患者从一个更客观的距离审视自己,反思自己的需求)同样重要的是,如果她能为妈妈和大哥作出贡献,这可能会增强她的自信心,对她自己也是有益的;如果她能够挺身而出,是否对所有人都有益处？

Russ：（短暂沉默）我从没这样想过。

治疗师：像你内心的"超人"那样，（治疗师引用患者之前将自己比作"超人"的隐喻）也许现在，有些像氪石一样让你感到虚弱的事物。也许不仅是你需要支持；Carol 也需要知道她可以在这里帮助妈妈和大哥。

Russ：这会是生活的转折点。我从没这样想过。

治疗师：即使"超人"有时也需要一个帮手如 Lois Lane，Jimmy Olsen，对吧？

Russ：（笑）我想这对每个人都有好处。

治疗师：那么，即便你可能还未完全准备好卸下许多责任，你也不确定 Carol 是否能承担这些责任。但如果你们俩都需要一个机会来证明她可以承担某些责任，那么朝这个方向迈出的第一步会是什么？你能具体描述一下吗？让我们俩都能清晰地想象并看到它。

Russ：嗯，你知道，我在锡达城要进行审计，如果 Carol 能在这周带妈妈去购物，而不是让我或 Lisa 去的话，那就太好了。

治疗师：好的。那么让我们把你如何与她沟通并实现这个结果的过程走一遍，或者至少努力试试看，你知道这对你、对你妈妈和你的妹妹都有好处。

治疗师与患者运用问题解决技巧和角色扮演来制订策略，Russ 同意在当天晚些时候采取行动。实施的障碍似乎不大，Russ 表示他将和妹妹进行沟通。他也理解自己无法完全控制结果，这取决于妹妹的决定。但他相信 Carol 可能愿意分担"超人"的责任，意识到癌症、手术和放射治疗目前是他的"氪石"，在这段时间里，他需要寻求支持。如果这一策略成功，不仅能让他在一定程度上向他人寻求帮助，还能让他的家人有机会承担起责任和领导角色。鉴于他密集的治疗日程，改变策略可以减轻他的工作负担,保护自己,并尊重他因治疗而受限的精力。然而,由于他对自我和生活规则的信念,不愿意完全放下责任,治疗的重点是制订对他而言可接受的最小变化,使他能够逐渐尊重当前的局限性,而不陷入自责。关于如何实施这些步骤的详细信息将在临床章节中探讨。目前,关键在于使用会谈结构,确保治疗师和患者保持联结,收集相关信息,设定议程,处理议程,并明确接下来的行动步骤,以便在会谈间采取实际行动。

小　结

本章着重探讨了癌症患者工作中治疗关系的作用。提出了建立有效且真诚治疗关系的策略,包括引导式发现/苏格拉底式提问以及辩证行为治疗(DBT)中的认可策略。将这两种方法结合使用,并采用一套有条理的技巧,有助于建立和维护有效的治疗关系。这能让患者在认可和富有同情心的氛围中坦然面对癌症带来的痛苦,并为应对当前状况做好准备。有效运用这些策略可以帮助治疗师调整和修正受损的治疗关系。贝克式认知行为治疗(CBT)会谈结构的运用有助于塑造治疗格局,该格局包括治疗焦点、建立治疗角色和期望、对患者进行心理教育、建立合作的治疗关系、会谈的节奏和流程、设定治疗目标的框架,以及实施改变策略。建议新手在能够有效地将会谈结构和技术融入个人风格成为专家之前,最好在会谈结构内工作,但仍鼓励在适当时候可以稍微打破结构融入自己的个性,成为一名专家。

要　点

(1) CBT 建立在尊重、同情患者,以及相信患者能够找到应对生活挑战的途径基础上。

（2）通过引导式发现/苏格拉底式提问以及 DBT 的认可策略，治疗师可以把自我磨炼得更自如。

（3）治疗师要探索和认可患者由癌症造成或加剧的问题而做出努力背后隐藏的逻辑。

（4）治疗师鼓励患者坦然表达和接纳痛苦，同时促进患者当下应对癌症及癌症治疗所带来的挑战。

（5）与此同时，治疗师要支持患者利用自身优势和资源找到新的、更有效的方式来迎接癌症挑战。

（6）会谈结构的关键包括如下：

1）设定议程；

2）确定会谈焦点；

3）处理维持患者问题的因素，或解决阻止患者更灵活、更适应地应对问题的因素；

4）设计和实施干预；

5）使用基于实证和基于理论的所有干预方法；

6）设置可行的家庭作业；

7）提供检查和总结内容要点，并向患者征求有关治疗的反馈。

第四章 癌症患者的个案概念化

在深入探讨治疗关系的关键要素以及如何构建认知行为治疗(CBT)疗程之后,我们将转入个案概念化的议题。个案概念化如同精准的导航工具一样,指明我们的目标并规划航线。当我们误入歧途时,它能帮助我们弄清自己在何处,及如何回归到目的地。在 CBT 框架内,个案概念化有助于我们深度理解和诊断,并用具体语言界定生活中的核心问题。一个优秀的个案概念化会助力临床工作者形成两个可检验的假设:一是关于维持问题的认知、情绪、行为及情境因素;二是关于患者生活经历中的历史因素,这些因素可能造成其当前易受伤害的状态。此外,我们还需识别患者在过往和当前环境中所拥有的哪些优势与资源,可以用来应对生活中的挑战。

在 CBT 领域,有关个案概念化的文献丰富,且可选用的模型众多(Persons, 1989, 2008;Needleman, 1999;Kuyken 等, 2009;Kuyken等, 2010;Beck, 2011a;Westbrook 等, 2012;Wills & Sanders, 2013;Bennett-Levy 等, 2015;Eells, 2015;Wills, 2015)。如果我们将重点扩大到包括 CBT 大家族中的其他模型,ACT 和 DBT 也都有各自的个案概念化方法(Linehan, 1993a;Hayes, Villatte 等, 2011;Koerner, 2012)。ACT 的个案概念化尤为简洁明了(Hayes, Villatte 等, 2011;

Strosahl 等，2012；Strosahl 等，2015），围绕着三个要素方法，包括展开"开放-觉察-主动（Open-Aware-Active）"，评估个体在多大程度上能够对经验保持开放性和接纳度，对维持问题相关的内外部过程的觉察，并以主动的姿态致力于以价值为基础的行为改变。在聚焦接纳与承诺治疗（focused acceptance and commitment therapy，FACT）中，可以应用"开放-觉察-主动"于单次治疗中形成个案概念化，为潜在的快速变化打下基础（Strosahl 等，2012）。

尽管人们普遍认同在 CBT 中应用个案概念化，但是关于信度和效度的数据却不尽相同。个案概念化的描述性越强（例如创建问题清单），可靠性就越高。然而，当涉及更多推测性元素时，如对假设、核心信念、图式（schema）以及与个人历史发展相关的推测时，可靠性就会降低。经验丰富的治疗师在进行个案概念化时，其可靠性往往更高（Kuyken 等，2009）。有兴趣的读者可以在 www. psychologytools. com 上免费获取各种个案概念化和工作表。

我将主要采用基于 Persons（1989；2008）、Kuyken 等（2009）和 Wills(2015)的个案概念化，针对第二章中确定的认知、情绪、行为和情境过程进行干预。这些跨诊断的过程或因素包括：①认知因素（cognitive）：认知偏差（通过言语表达以及隐含地通过隐喻、意象、身体感觉进行编码）和认知过程（比如担忧、反刍思维）；②情绪因素（emotional）：情绪失调；③行为过程（behavioral processes）：解决问题的困难和回避、逃避以及寻求安全的行为。

上述分类旨在达到简洁明了，易于使用。个案概念化针对癌症诊所快节奏的就诊模式而量身定制的，那里的患者痛苦程度高，治疗时间短，可用的背景信息有限。详尽的个案概念化可能需要几次访谈，即使如此，它们也都是暂时的，并需根据新信息进行调整。然而，在癌症诊所工作时，我们往往需要在第一次会谈中就制订一个明确的治疗计划,包括干预计划和明确列出问题清单。当然在这种情况下,我们意识到个案概念化的完整性和实用性存在局限性。若有更长的治疗时间或更长的治疗周期,个案概念化会更完善。在需要且时间允许的情况下,可以深入探讨更根深蒂固和复杂的问题。

CBT 的个案概念化最初是为治疗 DSM 中的心理障碍而开发的,主要为那些陷入反复出现功能失调或不断陷入恶性循环中的人量身定制,但并非所有患者都陷入长期的恶性循环中。对于那些长期或一直以来都存在适应困难的患者,需要一个包含时间因素的个案概念化。然而,许多前来癌症诊所就诊的患者可能曾有过强大的适应和应对能力,癌症只是突然要面临的困难。有时患者可能无法灵活地针对当前问题制订新的应对策略,并发现自己的适应能力在当前情境下不再有效。即便如此,我们仍可以利用个案概念化迅速描绘出患者对癌症的反应。在制订问题清单时,我们不仅要关注明确的诊断,如抑郁和焦虑,还要更细致地定义问题,包括"你当前的状态与你期望的状态之间的差异。这种差异之所以成为问题,是因为你在努力达到目标的过程中存在各种障碍"(Nezu 等,2007,第 4 页)。通过运用认可策略和引导性发现与苏格拉底式提问(GD/SQ),我们可以揭示这种差异。例如,当患者的疲劳与"如果我不能全职工作,我就是个失败者"的信念相冲突时,癌症引起的疲劳就被视为一个问题。对于有些人来说,什么事物导致了问题并不总是直观、明显的。例如,我一度认为死亡是个大问题,但通过倾听,我意识到死亡本身可能并不是患者最关心的问题。许多患者真诚地表达了对死亡的无畏,这给我留下了深刻的印象。当死亡与"我害怕痛苦地死去""我不想失去劳动能力成为家人的长期负担""如果真的有上帝,我害怕因为生前不信他而受到惩罚""我担心如果我在房屋翻修前去世,家人将不知如何处理""我不希望我的妻子、孩子和继子因我的遗产而争执"等信念相冲突时,死亡才成为一个问题。通过

GD/SQ 的过程,我们可以理解为是个人的意义和生活模式这些因素造成了现状与期望之间的差异。

当我们发现患者在痛苦中的应对策略不起作用时,图 4.1 可以帮助快速有效地理解患者的问题。如果患者陷入激活事件而产生痛苦,可以认为这就是一种恶性循环。同样,如果我们发现患者的优势,就能和他们一起创建更加有效的良性循环(Butler 等,2008)。Safran 和 Segal(1990)引用了多位作者的观点,恶性循环不只是被认知维持,其本质是人际关系。正如新的行为模型所展示的,循环是由其结果维持的,哪怕结果并不如意也会让循环保持。事实上,恶性循环就是一个扩展的链分析(chain analysis,是 DBT 中的一个术语),只是在更长时间框架内刻画了问题模式及其后果。

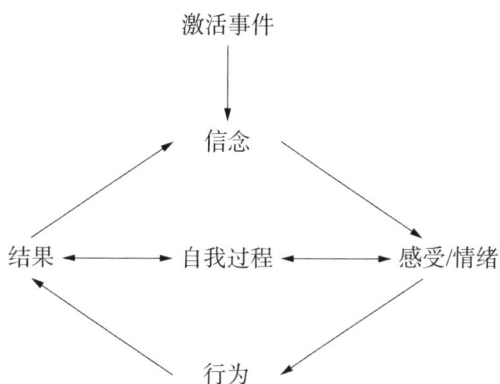

图 4.1　恶性循环与良性循环

引自:F. Wills (2015). Skills in Cognitive Behaviour Therapy (2nd Edition). London:Sage.

我们从激活事件(activating event, AE)开始分析,这可能与肿瘤团队对患者的转诊有关。因为癌症和患者密不可分,所以和癌症相关的所有过程都可以是激活事件。这些包括患病部位、患病阶段、癌症的影响、癌症治疗的影响(如疼痛和疲劳)、身体形象和重要人际关系的改变。然后了解导致患者痛苦的信念、情绪、身体感觉、应对行为和后果,探索患者的自动思维、意象、身体感觉、情绪、行为以及行为后果。这些元素是相互影响的,改变行为就可以改变自动思维,也就可以抑制或加剧情绪的激活。我们可以在行为或认知上切入,产生新的应对策略。当进行这种链分析时,你会发现恶性循环的本质就是获得越来越多不想要的东西。而良性循环往往会激发自由感,即使在困境中也是如此。恶性循环中的自我过程和行为会导致你缩手缩脚;而良性循环的过程则更灵活也会产生更多选择,让人有创造性、有目的地参与生活。

为了构建个案概念化,我们需要收集有价值的临床信息,包括通过倾听、观察和询问先前确定的维持因素。个案概念化中的另一个关键元素是所谓的"自我过程",它不应被简化为患者的信念。这一过程涵盖了认知、情绪、身体感觉、意象、记忆、行为冲动、行为模式以及人际互动模式。理性主义干预提供了一种接近和改变这些自我过程的途径。这些方法包括运用姿势、动作、体验性练习、引导式想象、行为实验和正念练习等手段。

在对患者痛苦模式有了初步理解之后,我们便可着手制订个案概念化和治疗计划,借鉴 Persons(1989;2008)设计的格式(可在 www.psychologytools.com 上获得)。图 4.2 提供了一个有用的结构化工具,它能帮助我们迅速制订出个案概念化和 CBT 治疗计划。

为了说明如何使用这个表格,让我们回顾引言中提到的案例,Elvira 是一位 58 岁的已婚母亲,她患有结肠癌Ⅳ期并正面临治疗结束和临终照护。尽管遭受疼痛和疲劳,Elvira 仍然渴望旅行。她指出她的丈夫不支持她的旅行计划,不希望她在旅行上花钱,甚至不希望她探望孩子和孙子。我们将从一个关键问题和一个情境开始个案概念化,试图识别维持 Elvira 抑郁模式的潜在恶性循环。我们将使用图 4.2 来完成个案概念化。

问题清单	
(1)	(5)
(2)	(6)
(3)	(7)
(4)	(8)
1. 心理模式的假设	
2. 心理模式与问题的关系	
3. 当前问题的激发因素	
4. 心理模式的来源	
5. 优势	
6. 治疗计划	

图 4.2　个案概念化工作

　　如果我们写一份 Elvira 面临的问题清单,将包括:晚期癌症的转移;从主动治疗转向姑息治疗;一段长期不幸的婚姻;其丈夫似乎拒绝或没有能力满足她的愿望;经济上的困境;在身体允许的情况下与儿孙团聚;旅行计划受到健康、丈夫及经济的多重阻碍;以及在面对这些问题时所感受到的抑郁,表现为退缩和隔离的行为。

　　下面要列出阻止 Elvira 有效解决问题的维持因素。我们发现她有诸如"我被困住了""我再也见不到孩子们了""我的丈夫不在乎我"这样的想法。她感到越来越悲伤,越来越抑郁,然后随着情绪的低落,疲劳感增加,疼痛加剧。起初,她是直接与丈夫讨论她的愿望,然而尝试过一次后发现丈夫拒绝支付旅行费用,于是 Elvira 只能默默退缩了,变得更加抑郁、疼痛、疲劳以及绝望和困顿。通过使用链分析(Koerner,2012)获得更多细节信息后,我们可以看到退缩使丈夫对她发脾气变少了。Elvira 通过保持沉默来回避冲突,但这种和平的代价却让她体会到越来越深的无助感、禁锢感和恐惧,也担心自己再也见不到孩子们。

然而,现在她越来越退缩,每天都会花好几个小时独自坐在电视前,思来想去自己的生活有多痛苦,很快她变得越来越愤怒、怨恨和抑郁。图4.3展示了 Elvira 陷入的困境和绝望的恶性循环。

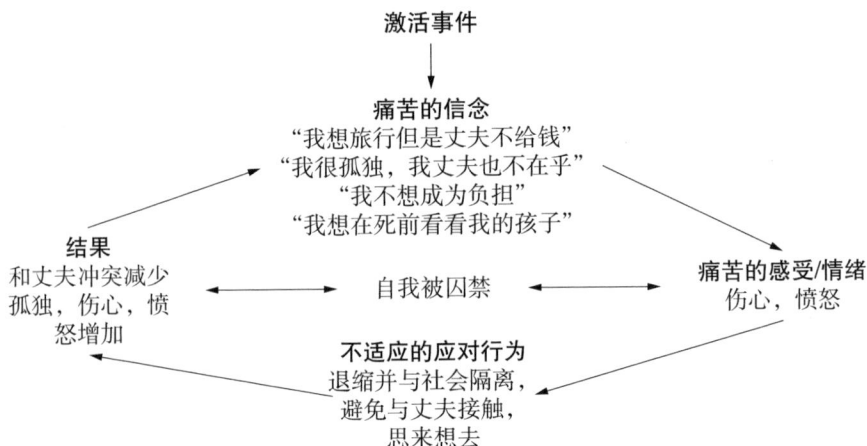

激活事件

痛苦的信念
"我想旅行但是丈夫不给钱"
"我很孤独,我丈夫也不在乎"
"我不想成为负担"
"我想在死前看看我的孩子"

结果
和丈夫冲突减少
孤独,伤心,愤
怒增加

自我被囚禁

痛苦的感受/情绪
伤心,愤怒

不适应的应对行为
退缩并与社会隔离,
避免与丈夫接触,
思来想去

图 4.3 恶性循环(Elvira Mortensen)

引自:F. Wills (2015). Skills in Cognitive Behaviour Therapy (2nd Edition). London: Sage.

在获得图 4.3 的信息后,不必立即采取行动去改变,因为我们主要目的是探询一个人在认知、情绪和行为模式有多么根深蒂固,特别是在维持问题方面。

我们要收集所需的临床数据来回答关键问题并形成临床可验证的假设:①患者的问题有哪些,按什么顺序来关注这些问题? ②是什么因素让 Elvira 问题保持并阻碍她解决? ③Elvira 目前有什么优势? ④干预恶性循环的哪个点会带来有意义的改变?

我们与患者合作制订问题列表,与患者共同决定解决问题的顺序。在第八章你会看到,超短治疗(very brief therapy)中选择目标问题应聚焦可能,而非聚焦完美。接下来,我们会制订干预策略,通过谨慎地向前迈出一小步,就能够在生活的其他领域触发积极的连锁反应。(Gustafson, 1992;2005; Strosahl 等, 2012)。James Gustafson

说："第一步经常会走到死胡同，但也可能引领你逐步迈向全新的开始"
（私下交流，2015 年 4 月 17 日）。

让我们想象一下 Elvira 面临的问题，帮助她一步步走向新开始：

（1）她处在一个不幸的婚姻中；

（2）婚姻问题加剧了她目前被隔离、困住和绝望的感觉；

（3）她已结束主动治疗并可能在某个时候因癌症去世；

（4）她希望去世前见到并能够与住在另一个城市的女儿和孙子/
孙女待在一起；

（5）这对夫妇有经济困难，且由于她患癌退休会变得更困难。

我们既要深入理解困住 Elvira 的恶性循环的细节，也要倾听她痛苦背后的心理过程，并验证与之相关的假设。虽然目前的工作重点并非直接干预，但可以尝试通过探询来推进，通常采用苏格拉底式提问和认可策略。我们探索可能存在的薄弱环节，以及哪些问题较为顽固。这种方法有助于打破人们对认知行为治疗（CBT）的误解，即认为 CBT 仅仅是快速记录思维，或是强迫个体改变思维和行为模式。

在 Elvira 的案例中，我们可以做出以下推断。

（1）Elvira 有许多自动化的思维，其中一些相当准确，没有偏差。我们可能会引导她分享如何向丈夫表达自己的担忧，以此了解自己的换位思考能力和问题解决策略。我们知道，Elvira 已经开始坚信自己像是一只被困在笼中的鸟，感到孤立无援。尽管她对婚姻关系的看法可能无误，但她的反应中却可能蕴含着潜在的偏差和误解，例如"我不配为自己争取权益""我是个负担"以及"我孤立无援，走投无路"。

（2）Elvira 与丈夫的关系使她陷入了一个受规则约束的过程，这些规则决定了哪些话可以说，以及谁有权做出决定。我们可能会推测她遵循着某些隐性或显性的规则，这些规则涉及她的需求、她有多少权力可以获得支持、她如何与丈夫建立互动，以及她可以向哪些人寻求社会支持。在深入探讨这一问题时，可能会发现她因无法工作而失去收入，这激活了她内在的规则机制，例如"如果我不能自给自足，我就没有权利向丈夫要钱"。

（3）在界定自身需求并坚定地表达自己与子女和孙女接触的愿望，Elvira 的自我意识有所削弱。同样，在她生活中，对于他人的换位思考能力也可能变得不够灵活和准确。

（4）她接纳自己的病情，但却被恐惧困扰，担心再也见不到自己的女儿和孙女。

（5）Elvira 没有抑郁发作史，抑郁发作似乎只与她的困惑有关。

（6）在婚姻中，Elvira 回避冲突有作用，但也有代价。而且目前看来代价过高，因为她失去了与女儿和孙女的联系，而他们本可以为她提供深厚的意义和支持。

（7）Elvira 的优势在于她对孩子们长久不变的爱与忠诚，这种情感也获得了孩子们的回馈，为他们之间提供了情感支持。Elvira 对疾病的接纳体现了她对生活深刻的理解。在与癌症的长期抗争中，她展现出的力量和坚韧证明了她的坚强与毅力。在抑郁发作之前，她能够应对生活中的挑战和失望。而且她愿意参与治疗并积极采取行动。

（8）在完成了初步的概念化之后，我们可以将注意力转向如何将概念化内容转化为治疗计划。与 Elvira 的合作揭示了一个关键问题：增加与儿孙的联系。目前，她丈夫并不在治疗议程之内。我们可能会探讨她是否能够找到一种方式去看望孩子们，或者通过电话、Skype 或FaceTime 等手段来加强联系。同时，协助 Elvira 以坦诚和直接的方式与孩子们讨论她的病情和预后。这样的做法有助于缓解她对成为他人负担的恐惧，并有望在她最需要亲密关系时，增进彼此的亲密感。

让我们观察一段心理治疗的过程，了解如何获得临床有用的内容。在治疗师向 Elvira 介绍个案概念化时，注意她是如何运用 GD/SQ 和辩证行为治疗(DBT)中的认可策略,来深化治疗关系并明确概念化过程。

治疗师: Elvira,我提了许多问题,正如你所见的,我在我们的对话中记录了一些想法。我想征得你的同意,是否可以让我概括一下我所听到的内容,并提出一两个关于这些想法的总结。这样做可以吗?

Elvira:可以,我希望如此。希望你能帮我弄清楚如何处理这个问题。我是一点办法都没有,感觉自己一直在下沉。

治疗师:嗯。下沉,而且自己一点办法都没有,对吧? 你能帮我理解下沉对你来说是什么感觉,当你注意到自己在下沉时,你心里会想些什么?

Elvira:嗯,我感到胃部有强烈的感觉。那是一种特别的孤独、恐惧和悲伤。(她说话时,眼含泪水)

治疗师:我现在能看到你眼中的悲伤,Elvira。你脑海中是否有一些悲伤的想法,或者可能是一些悲伤的画面和场景?

Elvira:我在脑海中看到了我女儿小时候的样子,就像我孙女现在这样。我现在很想念她们。(哭泣)

治疗师:(注意到患者使用了现在时态,这表明治疗师的提问已经将问题带到了情绪层面)如果我们今天和明天能找到某种方式,让你能经常与女儿和孙女保持联系会不会更好?

Elvira:会的。我确实会通过电话和我女儿交谈,但不是每天都这样。我不想打扰她,也不想让她太难过。

治疗师:(记录下患者可能的自动想法,即因为患者处于临终状态,认为通过电话交谈会打扰女儿或给她带来痛苦)好的,这些是我的想法,如果你认为我理解了请告诉我。如果我说的任何内容不是你真正所看到的或者感受到的,也请直接告诉我。我想确保理解了你今天的处境。

Elvira:好的。

治疗师:(向患者展示了一个她在会谈中填写的图表)在我看来,

有这几件事情导致了你的悲伤和无助。一是你可能要准备接受临终关怀了，但你说死亡并不是最悲伤的事，和你的儿孙联系才是最重要的。也许这是最后见她们的机会。二是你丈夫也痛苦了很久，他现在对你既不理解也不支持，哪怕就是去看看女儿和女婿也不行对吗？

Elvira：是的，就是这样。

治疗师：好的。你感到自己陷入了困境，似乎无法独自摆脱。我听你说，由于你现在没有工作，你觉得自己不应该使用夫妻共同的财产去短途旅行。这好像在遵循一条无形的规则："如果我不工作，我就没有权利花钱。"（患者点头表示同意）而且，你的丈夫因为这个问题生你的气，认为旅行太奢侈了。（患者再次点头）因此，你的应对就是退让，不和他争论，也不去说服他，而是选择花大量时间沉浸在思考中，感受悲伤和孤独。

Elvira：就是这样，没错。

治疗师：所以我能理解你为什么只想家里太平，但时间在一天天过去，你却不知接下来该怎么办。对吧？

Elvira：你又说对了，的确如此。我觉得你能理解我，现在我能做什么呢？

治疗师：你的直觉告诉你能做什么？你想再和你丈夫谈谈，让他更支持你吗？还是觉得最好专注于怎么能让你能见到女儿，或者找到其他方式与女儿、孙女联系更多点儿？

Elvira：John 就是 John。他总是这样，我觉得他不会变。我想要的就是能找到一种方法让我见到女儿一家，并且可以保持更多联系。

治疗师：好的。让我们看看能做些什么来实现这个愿望。我们还可以聚焦如何处理孩子对你疾病的态度。你觉得怎么样？我知道你担心给他们带来负担。但从你告诉我关于你的孩子和与他们的关系看，我认为和他们开诚布公地讨论疾病和预后会让你在最需要的时候让彼此更亲近。

Elvira：那可太好了。

现在,在治疗师和患者的共同协作下,一个初步的个案概念化已经完成并达成共识。这为帮助 Elvira 在当前探索最佳解决方案奠定了干预基础。目标问题集中在协助患者与她所依赖的人——女儿、女婿和孙子、孙女建立和维持联系。下图 4.4 展示了我们与患者分享的个案概念化,它将作为治疗协议的基础。

问题清单	
(1) 癌症Ⅳ期	(5) 主动治疗结束
(2) 婚姻冲突	(6) 想与孩子和孙辈联系
(3) 经济/工作问题	(7)
(4) 孤立无援	(8)
1. 心理模式的假设 　　长期的婚姻不和谐,加剧了问题有效解决的难度,特别是关于增加与孩子和孙辈联系的愿望。自我感觉被困住且无助;认为自己有罪或不配表达自己的愿望;退缩、孤立和反刍思维进一步削弱了解决问题的努力。	
2. 心理模式与问题的关系 　　Elvira 陷入了回避和反刍思维的模式中,她回避自己在乎的社会支持和意义,当面对姑息治疗时,她更加感到自己被困和无助,悲伤和愤怒。	
3. 当前问题的激发因素 　　辞职造成更大的经济负担;得知主动治疗已结束,姑息治疗却将开始;当前的生活状况让早已存在的婚姻问题更加恶化。	
4. 心理模式的来源 　　年少时的顺从以及"必须取悦他人并不惜一切代价避免冲突"的规则,而这个规则只具有临时作用,无法长期有效。	
5. 优势 　　多年来面对癌症的决心;她是充满爱心与忠诚的母亲;尽管癌症治疗伴随多年,她的职业生涯一直比较成功。	
6. 治疗计划 　　帮助 Elvira 可以更自由频繁地与孩子和孙辈联系,比如通过旅行、Skype、FaceTime 等工具。	

图 4.4　个案概念化(Elvira Mortensen)

另一个有不同维持过程的例子是 Todd Colvin,他是一位 45 岁的已婚男士,育有两个女儿,分别为 16 岁和 12 岁。他不幸被确诊为胰腺癌 II 期,并接受了手术治疗。然而,不久后癌症复发并已进展至 IV 期。他对初始的化疗反应不佳,目前正在转向一种实验性治疗方案,期望延长生存时间。

Colvin 说自己感到抑郁,并逐渐与他人(包括家人)疏远,趋向孤立。有时他会一整天躺在床上,关闭房门和灯,面朝墙壁。当妻子和女儿试图劝他起床时,他往往会变得易怒。根据他的患者健康问卷-9(patient health questionnaire-9,PHQ-9)评分,他表现出中到重度的抑郁症状,但并未表达出自杀的念头。在探究他整日卧床时的心理和情感状态时,他描述如下:

> 我只是躺在那里,想着自己让家人多么失望。我没有赚到足够的钱,没有足够的人寿保险,也没有实现家人期待的商业成功。我害怕自己会在死后给他们留下一个烂摊子。这都是我的错。

他说每天都感到越来越沮丧,因为每天都在重温那些让他觉得生活毫无自我价值感的经历。他将日子比作一部不断循环播放的长篇电影,内容都是他人生中的失败。

他常常想起已故的父亲,一位在保险业取得巨大成功的高管。他记得父亲曾对他说:"你这人太懒,我打赌你会一辈子在快餐店打工。"那句话源自他在高二暑假找到的第一份工作——在一家冰激凌店打工。在黑暗的卧室里,这些话语在他脑海中一遍又一遍地回响,他感到被深深地刺痛。他还不断回想起母亲偏袒其他兄弟姐妹却轻视他,以及父亲在全家面前对他的严厉斥责。当他反反复复思考自己的失败,试图找出自己的缺陷来解释为何他会成为一个"失败者"时,强烈的羞耻感便会涌上心头。

同时,Colvin坦言,他曾经对自己幸福的婚姻和与两个女儿的亲密关系感到满足,但现在却深信自己让她们失望了。当谈及对家人的爱时,他忍不住哭泣,随后转过身去,表示这个话题太过痛苦,不愿再继续讨论。

图4.5展示了在Colvin化疗期间进行的前两次会谈中形成的恶性循环图。

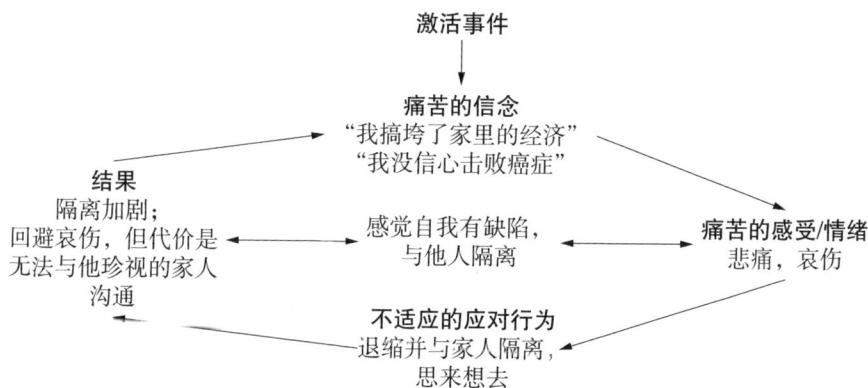

图4.5　恶性循环(Todd Colvin)

引自:F. Wills (2015). Skills in Cognitive Behaviour Therapy (2nd Edition). London: Sage.

直接的触发事件是Colvin先生突然被诊断出癌症,随后是癌症转移的噩耗。其他影响因素包括经济状况,尤其是在他生存预期缩短的情况下,经济压力显著增加。他的情绪日益低落,表现出多种认知偏差:选择性注意、过度概括、对自己全面的负面解释以及带有偏差的回忆。他也陷入了抑郁的反刍思维中。在规则和假设层面,关于丈夫和父亲角色的信念,例如"真正的男人会照顾他的家庭。我已经无能为力,因此毫无价值。"他的早期生活经历可能使他更容易受到癌症诊断的影响。他记得母亲与哥哥姐姐更为亲近,总是怀疑自己是不是母亲晚年的"错误"。他记得父亲尖酸刻薄的评价,这让他更加坚信自己既是一个错误,也是一个让父母失望的失败者。他整个成年生活都在努力证明自己作为一个男人的价值。

当他在抑郁中越陷越深时,他却逐渐远离了那些在生活中一直给予他力量、爱和安全感的人。他表示,谈论这些事情"太痛苦了"。Colvin 在黑暗的卧室里背对世界,生活变成了逃避和回避的循环。遗憾的是,这种做法使他更加难以接近他最珍视的妻子和孩子。正如我们将看到的,帮助他走出困境需要承认他所承受的巨大痛苦,陪伴他共同面对,并协助他在与家人相处时缓解那份痛苦。

现在让我们转向探讨 Colvin 先生的自我认知过程。作家 Joan Didion 曾指出:"我们讲述故事,是为了活下去"(Didion, 2006,第 185 页)。对于人类而言,构建一种连贯叙事是至关重要的,而意义感、自我感和世界观的断裂可能带来巨大的破坏力(Frankl, 1992;Strosahl & Robinson, 2008;Hayes, Villatte,等, 2011)。个人坚信自己构建的自我故事可能成为治疗中信念和行为障碍的根源(Leahy, 2001)。Colvin 先生陷入了一个充满失败、无价值、羞耻和被鄙视的自我故事。抑郁使他不愿接触自我中的其他方面,错失了与亲密的人沟通的机会,即使面临着即将失去的痛苦。

现在可以花一点时间想想你和 Colvin 会在问题清单上写什么,请写下来:

问题 1_____

问题 2_____

问题 3_____

现在让我们花点时间探讨一下 CBT 模型的原则如何指导治疗。目

前,我们已初步构建了个案概念化,并已确定治疗可能需要针对的问题:

(1) 正常化 Colvin 先生面临的痛苦;

(2) 平衡接纳、正念和改变过程之间的关系;

(3) 将处理认知内容(比如认知偏差)和认知过程(如担忧和反刍思维)的技术相结合;

(4) 将理性的 CBT 干预方法与体验式的策略相结合;

(5) 针对自我过程开展工作;

(6) 尽管深受癌症生理与情绪上的痛苦,我们仍需考虑环境因素,助其参与有意义的活动,并从周围环境中汲取支持和关爱;

(7) 在建立与患者的联系时,治疗师应运用自我深化治疗关系,从而为患者发展更适应性的应对策略奠定基础。

在第六章,我们将重新审视 Colvin 先生的案例。届时,他的个案概念化表格、治疗计划以及可能遭遇的治疗阻碍都将被讨论。接下来,让我们探讨一个问题:面对长期的适应困难,如何在临床工作中开展个案概念化。在这种情形下,临床团队可能会对患者的自我毁灭行为、情感失调和低依从性感到困惑甚至愤怒。作为咨询顾问(consultant),不仅需要帮助患者,还需协助团队理解患者,并与团队讨论如何应对这样有挑战的患者。为了使个案概念化更为全面,我将对 Persons (1989,2008)、Kuyken 等(2009)、Wills 和 Sanders(2013)以及 Wills (2015)的个案概念化和工作表进行调整。

针对长期存在的适应困难,我们首先会根据 Kuyken 等(2009)和 Beck(2011a)的研究,建立一个横断面分析,理解患者适应问题的多种表现形式。虽然恶性循环图(图 4.1)能够反映导致痛苦的情绪、认知和行为的多重情境,我还是选择了一个典型情境作为代表。这表明,生活中的困难不仅在多种情境下发生——正如在抑郁障碍患者中所观察到的——还需要评估这些困难持续的时间。

正如我们所述,那些有不良童年经历(如虐待和忽视)的人在成年后可能面临更高的心理和生理问题风险。认识这些不良生活经历有助于癌症治疗团队识别易受伤害的患者,并帮助临床医生理解患者过去应对痛苦的方式如何影响当前对癌症的治疗。需要强调的是,这并不意味着我们必须采用图式聚焦(schema-focused)或其他长期的治疗模式。我们可能没有时间,患者也可能没有。但即使患者某些行为可能让医疗团队感到不适时,我们还是可以运用 GD/SQ 和认可策略正常化患者的行为,让患者及其医疗团队理解那些看似干扰治疗的行为在过去仍有其合理性,且这种认知本身就能带来解脱。认可并不意味着患者行为本身是无害的,在下一个例子中,我们将进一步探讨。

在图 4.6 中,恶性循环位于下部,而维持这一循环的纵向因素(即随时间发展的因素)则展示在上部。

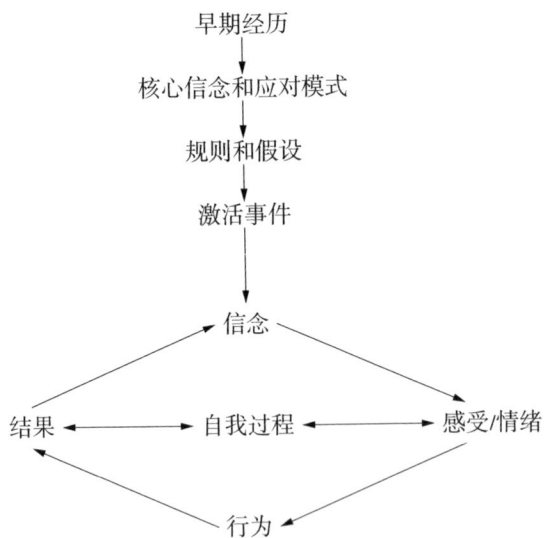

图 4.6　纵向个案概念化

引自:F. Wills (2015). Skills in Cognitive Behaviour Therapy (2nd Edition). London: Sage.

在这个个案概念化中,治疗师假设患者呈现出复发性的特点,这包括长期形成的信念和因素。这些因素涉及应对生活挑战的规则、假设以及那些反复失败的应对策略。同时,我们也会评估那些可能增强或损害个人应对能力的纵向发展因素。理解那些促进韧性的经历能极大地帮助患者利用自身的优势和资源来面对癌症带来的挑战。Kuyken 等(2009)将这些发展过程视为"纵向解释因素"(第 217 页),这些因素不仅关注患者痛苦的经历,还特别关注个人对这些事件的反应。这些反应包括关于自我、他人和世界的信念(或核心信念),以及个体试图应对世界时所采用的规则、假设和策略。个案概念化下面的循环反映了认知、情绪、行为和后果之间的相互作用,这些都是由特定的激活事件触发的。个案概念化是一个持续进行且随着新数据的出现而不断完善的过程,同时它也是一个协作过程,需要患者积极参与个案概念化的创建和修订。

现在,让我们转向另一个案例,探讨如何为一位有长期适应困难的患者呈现个案概念化。在这个案例中,我们将讨论一位患有乳腺癌的年轻女性。她有童年创伤史,包括长期物质滥用。Janice Keyes,23岁,单身,与男友同居。她在右侧乳房发现肿块,数月来未予以重视。后来,她注意到腋窝也有肿块,且在抬臂时感到疼痛。最终,她决定就医,医生怀疑可能是乳腺癌。她被转介到大学癌症中心进行活检,确诊为三期转移性乳腺癌。为了让乳房更加丰满迷人,她原计划进行双侧乳房切除术并进行重建。但在与外科医生的咨询后,她感到极度焦虑和悲伤,随后被转介给一位心理学家。在首次会谈中,她透露了自己有静脉注射甲基苯丙胺的物质滥用史,包括在接受化疗期间。她意识到心理学家需要与外科医生讨论这一问题,因为甲基苯丙胺的使用可能会影响术后恢复。实际上,乳房外科医生和整形外科医生决定不进行乳房切除术,而是选择了侵入性较小且身体负担较轻的手术,仅切除乳房肿瘤,从而避免了重建手术。然而,这种手术并不能理想地防止癌症扩散或促进康复。医疗团队敦促她继续与心理学家会面,并让她承诺戒除甲基苯丙胺滥用,实际上,这种事她都是和男友一起做的。

Janice 还透露了自己有多次不良童年经历。她对痛苦的容忍度较低,认为应对强烈焦虑和痛苦的唯一方式是使用药物,无论是心理上的还是身体上的。她否认在接受心理学家访谈时受到药物影响,但承认偶尔会使用,如在化疗输液前通过静脉注射。她坦诚自己大约每周使用三次药物,并强烈希望停止用药,也意识到这对自己渴望的康复构成了威胁。

她坚信"我无法忍受这种痛苦"以及"我必须用药来消除它"。在人际关系方面,她在生活中鲜有安全的避风港。虽然她曾认为高中时寄住的家庭是一个避风港,但药物滥用导致她在高中毕业后被逐出家门,因为寄宿家庭担心她会影响到自己的孩子。这让Janice感到羞耻、有缺陷,并认为自己不值得被爱。她的报告显示她有精神错乱和注意力问题,这些问题可能与药物滥用和化疗有关。由于她居住的地方距离癌症中心有两小时车程,她需要在城市接受治疗,并被安排在为患者提供的免费旅馆中,在那里她孤身一人。

Janice 并非没有优点和重要的生活价值观。她强烈希望见到父亲(一位职业军人),多年来她与父亲关系疏远,而父亲即将从阿富汗调回国内。她的优点不仅包括对父亲忠诚,还有过一份体面工作,以及她所积累的大学学分,她希望这些能让她获得学位,过上更好的生活。

上述的个案概念化揭示了这位年轻女性当前所面临的挑战。目前的问题仍然持续存在的部分原因是现时的困境以及她早年形成的自我毁灭的应对机制。她对于自我和他人根深蒂固的信念,对自己痛苦承受力的固有看法,以及仅仅依赖药物来缓解痛楚的策略,都在她对抗癌症的过程中导致更大的痛苦。然而,她强烈的生存愿望和与父亲重建关系的渴望,为她发展新的应对方法提供了可能性。在

早期经历
各种不良的童年经历

↓

核心信念和应对模式
我是个瘾君子而且很无耻；我一点儿苦都受不了；
早期的物质滥用；我父亲是唯一爱我的人

↓

规则和假设
如果我使用药物，我就能应对生活的痛苦；如果我努力工作，
我就可以过上体面的生活；如果我遵循治疗，当我爸爸从阿富
汗回来时我就能见到他

↓

激活事件
乳腺癌确诊

↓

信念
"我只要用药就行"

结果　　　　　　**自我过程**　　　　　　**感受/情绪**
手术选择有限；危及健康状况　　无耻和有缺陷　　伤心，羞耻，恐惧

行为
在接受癌症治疗期间，滥用
静脉注射甲基苯丙胺

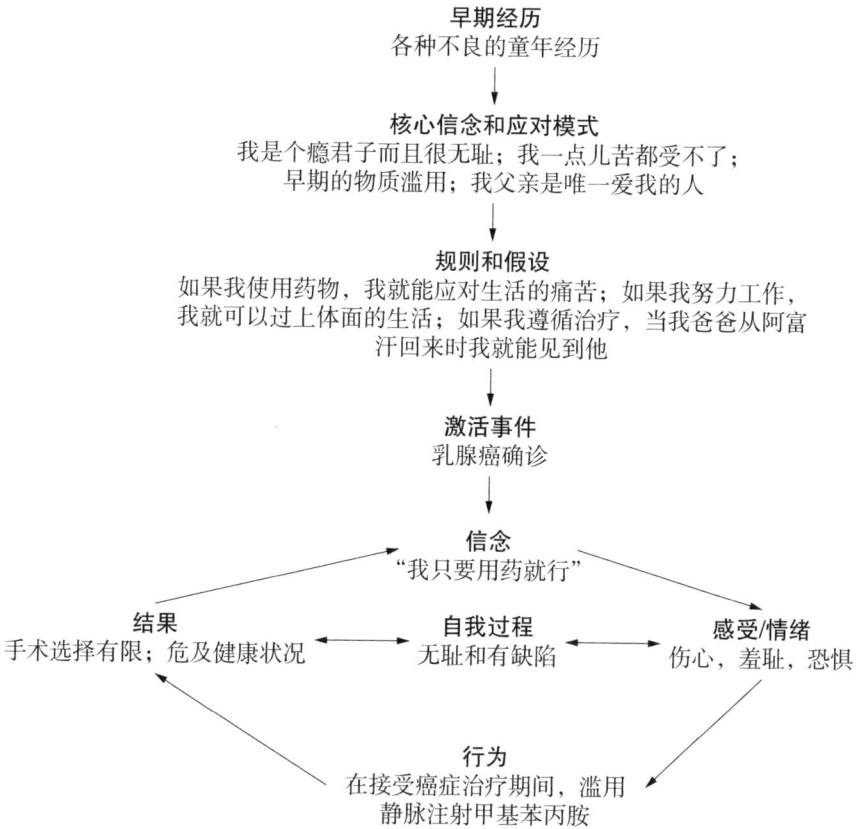

图 4.7　纵向个案概念化(Janice Keyes)

引自：F. Wills (2015). Skills in Cognitive Behaviour Therapy (2nd Edition). London: Sage.

接下来的癌症治疗过程中，支持她停止使用非法药物，包括静脉注射甲基苯丙胺，是问题解决列表上的重要一项。此外，还可将她推荐给专门处理药物滥用的咨询师和匿名戒毒会，也将对她戒除药物依赖至关重要。

　　本案例同时凸显了识别有不良童年经历患者的重要性。目前，我们关注的焦点是应对癌症以及遵守治疗要求。我们还需帮她能够有动力坚持完成艰难且令人畏惧的癌症治疗过程，同时克服她过去用来逃避痛苦的药物滥用问题。

小　结

认知行为治疗的个案概念化通过找出关键问题及其维持因素的假设来指导治疗。个案概念化的构建从第一次会谈开始,就需要根据每个患者的时间限制寻求一个符合其情况的概念化。在某些情况下,将理解限制在一个关键问题上就足够了。但在其他情况下,如果患者有复杂的经历和生活中多种情境下的多种问题模式,就需要更全面的个案概念化。个案概念化始终是临时的,建立在可验证的临床假设上,并且需要在会谈中和会谈间的家庭作业中根据患者的反馈以及我们的假设进行调整。个案概念化为选择治疗策略和指导治疗方向奠定了基础。

要　点

(1) 一个全面的个案概念化应涵盖所有影响患者状况的相关因素,起点通常是癌症及其治疗的影响。这包括患者对癌症的认知、情绪和行为反应,重点放在识别维持问题的因素,同时考虑患者的优势和价值观。

(2) 个案概念化的构建始于第一次会谈,在此时我们既要提出初步假设,也要与患者建立联结,并能确定问题和维持因素。

(3) 个案概念化是一个不断发展的过程,需要根据治疗师和患者之间的协作不断进行调整。

(4) 在认知行为治疗(CBT)中,个案概念化应力求简洁。

(5) 我们通过与患者合作制订问题清单,并与患者分享概念化,从而为治疗改变打下基础。

（6）个案概念化可以聚焦于特定情境，集中解决一个关键问题。

（7）根据个案的复杂性和时间限制，我们可以评估多个情境中维持患者问题的因素，以及影响患者功能发展的各种因素。

（8）CBT 个案概念化应用了之前介绍的关键原则，不仅要理解患者陷入问题的过程，还要找到针对这些过程的有效干预策略。

（9）个案概念化为干预提供了基础，将接纳也归为改变的一部分。

下 篇

临床应用

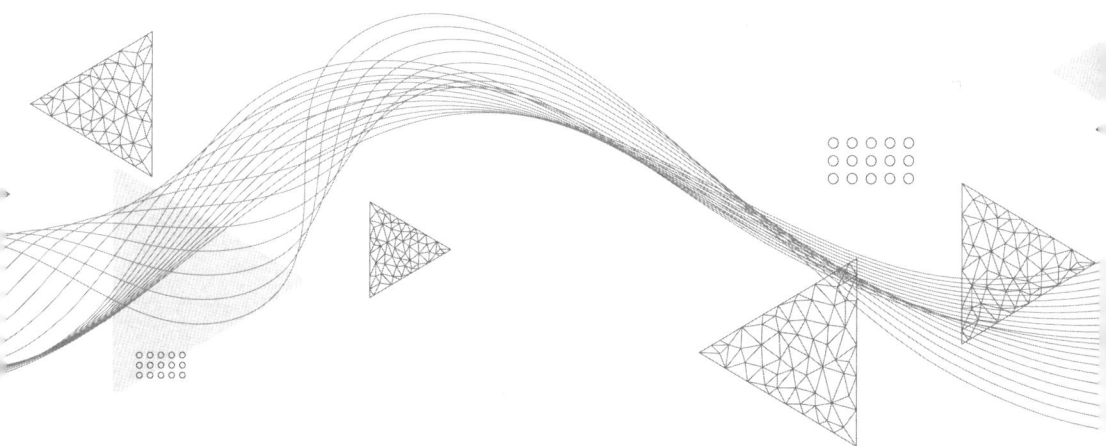

第五章　理解癌症患者的抑郁

尽管抑郁的患病有很多不同的原因,但在癌症患者中是非常常见的。首先,抑郁的症状与癌症及其治疗带来的身体影响相似,比如都会出现疲劳、睡眠障碍和食欲不振等问题。其次,癌症患者的抑郁情绪可能与精神科诊断的抑郁症有所不同,例如,他们可能不会像非癌症患者那样出现明显的认知偏差。再次,要确诊为抑郁症,患者需要满足DSM 的标准。癌症患者可能会有轻微的抑郁症状,但这已经足以影响他们的生活质量和适应能力。最后,由于治疗的人群差异很大,对抑郁发病率的估计也会有所不同。我们需要关注和理解癌症患者的心理状态,帮助他们更好地应对疾病带来的挑战。

在研究癌症患者的心理状况时,Li 等(2012)对使用 DSM 中的抑郁障碍(MDD)标准来筛查癌症患者抑郁症的准确性提出了质疑。他们强调,癌症患者中许多抑郁症状并未达到 MDD 的诊断标准,因此可能被忽视而得不到治疗。如果我们将目光扩大到所有抑郁症状,而不仅仅是 MDD,那么根据 Massie(2004)的研究,可能会有高达 58％的癌症患者报告有抑郁症状。这并不令人意外,因为癌症患者中抑郁症的发病率确实比普通人群要高。Jacobsen 和 Andrykowski(2015)引用了Mitchell 等(2013)的最新荟萃分析,该分析显示 14.9％的癌症患者符合 DSM 抑郁症的标准。这个比例与美国普通人群中 12 个月的 6.7％的患病率形成了鲜明对比(Kessler 等,2005)。

癌症患者的抑郁情绪与多种问题相关联,包括更严重的残疾、死亡风险增高、加剧的疼痛、频繁的医院护理,以及自杀风险升高。抑郁症的易感性因素包括过去的抑郁病史。Hill 等(2011)发现,有抑郁障碍病史的癌症患者中,高达 67％的人会出现抑郁症状的复发。其他可能导致抑郁的因素包括缺乏社会支持、回避的应对方式、家族抑郁史,以及癌症症状带来的额外负担。实际上,疾病负担,包括功能障碍、疾病阶段和身体症状的数量,是抑郁症状最有力且最一致的预测因素(Li等,2012)。此外,癌症的类型也与抑郁发病率有关。例如,胰腺癌患者的抑郁发病率就相对较高。这些发现强调了在癌症治疗中关注患者心理健康的必要性,以及提供适当支持和干预的重要性。

在诊断癌症患者是否患有抑郁症时,主要的挑战之一是抑郁症的症状与癌症及其治疗的一些常见副作用相似。比如,疲劳、食欲不振、睡眠问题和认知障碍,既可能是癌症或治疗的副作用,也可能是抑郁症的表现(Li 等,2012)。此外,与一般人群相比,癌症患者的抑郁症状可能不那么典型,例如,他们可能不会表现出非癌症患者中常见的抑郁思维模式(Pasquini 等,2008)。

鉴于这些复杂性,医生需要一个工具来评估和处理抑郁症,无论患者是否符合抑郁障碍(MDD)的严格诊断标准,或者他们是否表现出亚临床的抑郁症状,这些症状虽然不足以诊断为 MDD,但却足以影响患者适应癌症的能力。无论抑郁的具体表现、普遍性、持续时间或严重程度如何,第四章中的个案概念化模型提供了一个可靠且实用的方法来理解每个患者的情况。因为这个模型不依赖于特定的诊断,它可以根据每个患者的个人症状进行个性化调整。在本章中,我们将简要讨论如何进行抑郁症状的筛查;如何在临床访谈中评估患者的主要抑郁情绪、认知和行为；以及如何针对这些症状和过程进行干预。

一、 快速筛查

在癌症患者的心理评估中，全面筛查工具如 Edmonton 症状评估系统修订版（edmonton symptom assessment system-revised，ESAS-R）提供了一个快速易用的手段，让医生能够迅速评估患者的整体功能和关注的问题领域（Bruera & Macdonald，1993；Chang 等，2000；Nekolaichuk 等，2008）。虽然 ESAS-R 最初是为姑息治疗开发的，但它已成为许多患者在初次医疗团队筛查后前往精神心理科时的常用工具。这个量表不包含"姑息治疗"的字眼，不会让患者感到不安或贴上标签。它旨在快速识别哪些关键问题需要在进一步的评估中解决。ESAS-R 是一种让患者评分他们当前所经历痛苦的量表。除了 ESAS-R，医生还可以使用其他自我报告量表，如 PHQ-9，它直接询问与自杀相关的问题。临床访谈可以集中在 ESAS-R 和 PHQ-9 揭示的问题领域，区分哪些疲劳、疼痛、睡眠和食欲问题是与癌症和治疗相关的，哪些更可能与抑郁症有关。同时，医生也会探寻患者过去的抑郁病史，了解他们之前治疗的反应。有研究表明，有抑郁病史的癌症患者复发的可能性在 70%～80%（Segal 等，2013）。特别是对于那些有过抑郁发作的癌症患者，医生应该向他们介绍治疗选择，包括药物治疗，并且如果他们之前对药物试验有反应，这个选择也应该被考虑（包括与转介团队讨论）。

ESAS-R 不仅全面评估情绪和焦虑问题，还询问患者的整体幸福感。这个维度在我们的治疗中尤为重要，因为我们不仅仅关注消除抑郁症状。认知行为治疗（CBT）的目标还包括增强幸福感、目标感和生活的参与度，以达到个人的极限。越来越多的研究表明，追求和创造积极情绪、幸福感和目标感,而不仅仅是消除抑郁或焦虑症状,对于心血管疾病(Nezu 等,2005;Cohen 等,2016)和癌症(Carlson & Speca,2010)的健康都是有益的。研究表明,幸福感、目的感与长期强烈的情绪压抑之间存在关联,这些因素如何影响健康的生物学机制是一个复杂的讨论,超出了本书的范围。但这些因素确实会影响炎症和免疫功能(Lutgendorf & Anderson,2015),并且它们是否因此影响寿命仍然是一个有争议的话题。重点是即使在疾病的晚期,也要尽可能让患者过上充实和有意义的生活。

将注意力集中在接纳、优势、目标感和幸福感上,CBT 的治疗议程就从简单地消除抑郁转变为加强对生活有意义的参与并拥有值得过的生活。这种更全面的治疗视角被接纳与承诺治疗(ACT)、辩证行为治疗(DBT)和正念认知治疗(MBCT)引入到 CBT 中,为我们的治疗增添了尊严和活力。

二、 临床指南:使用模型理解癌症患者的抑郁

在评估和干预癌症患者的抑郁情绪时,我们要遵循治疗指南。根据第二章提出的原则,我们要关注患者的功能受损和痛苦程度,识别在任何抑郁水平(无论是临床显著还是轻微的亚临床水平)下出现的相关问题。在临床实践中,我们的治疗重点在于通过促进幸福感来构建患者的优势,并鼓励他们积极参与到日常生活中。

(一) 对患者抑郁情绪工作

在认知行为治疗(CBT)中,与情绪核心的连接至关重要。当患者难以直接识别出他们的自动思维时,情绪往往能指引我们找到方向。在治疗过程中,当患者对问卷或讨论的感受表现出痛苦时,我们鼓励

他们去接近、体验并用自己的语言表达这些情绪。除了问卷，患者的身体语言和情感表达常常透露出悲伤、挫败、绝望和被困的感觉。家人往往是第一个注意到患者情绪波动的人，这些波动可能与癌症、抑郁情绪、思维和行为有关。面对这些痛苦，我们的第一步是温和地邀请患者带着情绪进入治疗空间，并接受这些情绪，而不是将它们视为需要克服的障碍。这样做也是对患者进行心理教育的一部分，让他们理解情绪是行动的信号，而不是内在的敌人。通过这种方式，心理教育就不仅仅是传递信息，而是帮助患者学会接纳并与那些有问题的思维保持距离。治疗师应该避免过多的说教或试图用认知策略来压制情绪（Wills &
Sanders，2013）。鼓励患者表达情绪的方式包括如下。

（1）在治疗过程中，我们首先认可并肯定患者接纳自己的情绪是有价值的。我们可以问："如果悲伤是一种信号，它想告诉你什么？"这样的提问可以帮助患者理解情绪背后的信息。

（2）帮助患者区分原发情绪（primary emotions）和继发情绪（secondary emotions）。原发情绪是直接的情感反应，而继发情绪则是对原发情绪的反应（Greenberg，2011；Koerner，2012）。我们可能会问："这是你最直接感受到的情绪吗？"或者"在你现在谈论的情绪之下，还有没有更深层次的情绪？"（Wills & Sanders，2013）。

（3）在治疗中，应采取一种接纳和慈悲的态度，包括适时地保持沉默。Leahy(2001)强调了"为疾而泣"的重要性，即在促进积极应对和共情理解之间找到平衡。情绪痛苦本身不是问题，除非它与回避或过度纠缠的认知和行为有关，这些可能会加剧抑郁或焦虑。我们还示范了如何关怀自己，鼓励患者也像我们那样做（Gilbert，2009a；Hayes，2016）。

（4）我们还会探索患者回避情绪体验的信号。回避情绪是心理障碍中的一个跨诊断因素（Harvey 等，2004；Hayes，Villatte 等，2011），在癌症患者中尤为常见（Stanton 等，2015）。我们必须要关注那些不愿体验或表达情绪的患者，即使这些情绪是适应生活的信号。患者可能会因为一些规则而避免表达情绪，比如"如果我哭，就说明我软弱""我不能麻烦别人""我的情绪会让别人受不了"或者"为了家人，我必须坚强"。"感受强烈的情感是危险的"或"如果我伤心，癌症就会恶化"等元认知信念可能也在背后起作用。

在治疗过程中，治疗师对患者的内在体验保持开放和接纳的态度，能够营造一个安全的治疗环境，让患者感到被理解和支持，从而更愿意接近和表达自己的情绪和想法。有趣的是，允许情绪存在而不是与之对抗，实际上有助于情绪的调节和舒缓。这种态度可以帮助患者以更灵活和更适应的方式处理疾病带来的意义，并发展新的应对策略。面对可能改变生活甚至威胁生命的疾病时，情绪痛苦是自然的反应，包括心碎、哀伤和原始的恐惧。在这种情况下，情绪是一种信号，提示可能存在的丧失和威胁，这种情境下，情绪反应是完全合理且恰当的。Teasdale 和 Chaskalson（2011a，b）以及 Hayes、Villatte 等（2011）借鉴佛教传统，指出纯粹的情绪痛楚（emotional pain）与痛苦（suffering）是不同的。当情绪痛楚与不接纳的态度结合，并伴随着令人感到失控和不适的认知内容和过程时，它就转变成了痛苦。Linehan 指出，痛楚（pain）＋不接纳（non-acceptance）＝痛苦（suffering），而"走出痛苦的方式就是全然接纳"（Linehan，2015，第 459 页）。

癌症对患者生活的影响可能会碾压他们承受和处理情绪的能力。例如，回顾患者过去如何应对生活中的挑战，可以帮助我们了解他们是否需要提高痛苦忍受能力。与癌症患者工作的临床医生面临的关键任务之一是决定何时以及如何将情绪痛楚带入治疗室，以及何时尊重患者回避体验和表达强烈情绪的需求或愿望。例如，在与癌症相关的抑郁中，失落和哀伤常常是伴随的情绪。通过理解这些情绪，我们可以更好地支持患者以应对癌症带来的挑战。

（二）追踪癌症和癌症治疗对躯体的影响与抑郁之间的关联

了解癌症及其治疗对身体的影响，包括疼痛和疲劳，对于理解患者的心理状态至关重要。这些身体上的影响可能会引发或加剧抑郁情绪。例如，癌症可能导致患者失去重要的社会角色，打乱日常生活，并难以获得积极的体验，甚至出现 Strosahl 和 Robinson（2008）所说的"抑郁性收缩（depression compression）"，即生活空间和活动范围的缩小。日常活动的减少可能会影响患者的自我感觉，这种影响体现在他们对自我、他人和世界的看法上。在治疗过程中，我们需要平衡活动安排或行为激活的步骤和对癌症相关疼痛和疲劳的理解。这意味着在鼓励患者增加活动水平的同时，要考虑到他们的身体限制和能力。只有这样，我们才能有效地评估患者增加活动水平的实际能力和意愿，从而为他们提供更加个性化和有效的治疗支持。

三、 抑郁中的认知内容和认知过程

要理解癌症患者的抑郁情绪，关键是要深入了解可能引发这些情绪和行为的认知内容和认知过程（Moorey & Greer, 2012）。这包括评估贝克的认知三角模型（Beck & Rush, 1979），以及与个人应对挑战能力相关的信念。如果患者认为自己被困住、无助和不知所措，这可能会损害他们解决问题的能力（Nezu 等，1999；Nezu 等，2007；Nezu 等，2012）。重要的是要认识到，并非所有的情绪驱动的自我反省都是抑郁的迹象。面对严重的健康威胁时，患者可能会因回顾自己的生活而感到痛苦（Yalom, 1980）。在癌症中找到"破茧重生"的感觉，或者因此发现"受教时刻"，通常是在尝到早期决定的苦果之后，比如忽视的关系、无意中伤害的人、未选择的生活道路、未发展的才能，以及事后会后悔的决定。这些结果本身或对结果的关注并不一定预示着抑郁。然而,当抑郁性反省伴随与日俱增的烦恼、选择性注意、抑郁性记忆偏差、退缩和孤立相结合时,就可能会形成另一种有害的认知过程,即"反刍思维(rumination)"。

(一)认知偏差

在抑郁中,认知偏差会加剧痛苦,例如贝克的认知三角模型(A. Beck & Rush, 1979)和其他可能引发抑郁症的认知偏差(Harvey 等, 2004)。认知三角中的偏差包括对自己、他人和世界的看法,以及对未来的全面否定。举例如下。

(1)全有或全无的思维(all-or-none thinking)可能会导致这样的信念:"如果我不能做到以前能做的一切,那么我就毫无价值。"

(2)过度概括(overgener-alization)可能会导致这样的信念:"因为我昨晚没去看孩子的足球比赛,所以我不是一个好妈妈。"

(3)读心术(mind reading)可能会导致这样的信念:"我所有的同事都认为我是个异类。"

(4)未卜先知(fortune-telling)可能会导致这样的信念:"我太累了,永远无法恢复到以前的生活。"

(5)忽视积极面(discounting the positive)可能会导致这样的信念:"我昨晚为孩子做了饼干,但那又怎样呢?我没做晚餐啊!"

(6)自我标签(self-labeling)可能会产生这样的信念:"我不是一个好父亲。"

在与癌症患者合作时,我们需要谨慎地评估他们对疾病状态的理解,并配合肿瘤团队的评估,然后对存在的认知偏差或扭曲形成假设。例如,有一位 36 岁的乳腺癌Ⅰ期女性患者,在成功接受治疗后,在第一次随访中被告知她的康复和生存前景非常好。当被问及她对这个结果的看法时,她说:"如果我五年生存的概率是 90%,那意味着还有 10% 的机会不行。我觉得我属于那 10%。"

抑郁情绪中的认知内容可能以多种形式出现,例如,"我正在让每个人失望""我得这个病应该是造过什么孽",以及"我知道不管医生说什么,我都会死。"其他形式的认知偏差可能包括近因效应(recency effect),即患者认为化疗期间经历的疾病和疲劳会持续到未来:"既然过去两个月感到恶心,未来也会一直这样",或者相反的信念,"已经两个月了,不应该再感到恶心了,我应该已经克服了。"选择性注意也是心理障碍中的一个常见因素,比如对癌症相关信息的过度关注,可能是因为这些信息来自网络或者电视媒体,然后自我灾难化解读。同样,对身体感觉也可以选择性注意,比如疼痛、疲劳以及因为手术疤痕或放射治疗出现的感觉,如果以灾难化方式解读就会成为抑郁和焦虑的基础。

在抑郁中,僵硬的规则往往隐藏在不接纳之中。Williams 等(2015)和 Segal 等(2013)描述了一个产生抑郁的关键因素,就是一个人现在生活的样子与他期望生活的样子之间的差距。Linehan 指出,面对人生的挑战,一个人可以去解决问题,可以改变对问题的情绪反应,也可以接纳问题,或者陷入痛苦中。"这不该发生在我身上""我现在应该更好""我受不了我的样子",以及"我不该这么累"都是隐含规则的例子,而由于癌症和癌症治疗打破了这些规则可能会加剧不接纳的态度并没法解决问题。

在治疗过程中,若遇到明显的认知偏差,治疗师通常应首先解决患者的认知问题,然后再尝试其他干预方法。这包括贝克所倡导的更理性主义的方法,ACT 中更体验性的方法,基于正念和接纳的认知策略,以及关于思维运作方式的心理教育方法。这些策略旨在帮助患者与受限的思维保持一定距离,使他们能够更灵活地参与信息处理和问题解决。

(二) 反刍思维

正如我们在第二章中所了解到的,反刍思维是一种与抑郁复发和持续有关的认知过程的关键因素。传统的认知行为治疗(CBT)技术擅长处理有偏差或有问题的认知内容,但在应对反刍思维(rumination)时可能不太有效,因为这个过程本身就是有害的。当人们陷入反刍思维的循环时,不仅整体行为会受到影响,而且解决问题的能力也会下降(Harvey 等,2004)。通过询问患者如何处理悲伤和坏消息,我们可以快速判断反刍思维是否在侵蚀他们的情绪和日常生活功能。例如,我们可以问:"当你独自面对自己的内心时,你会想些什么?"在访谈中,我们可能会引发患者出现痛苦回忆、丧失主题、虚弱和无望、抑郁意象、痛苦认知,以及沮丧的表现。为了确定患者是否陷入了反刍思维和退缩的循环,我们可以询问他们沉浸在抑郁情绪、记忆和认知过程中的时间,以及他们在心理意象和身体感觉中自我隔离了多久。直接询问患者每天花费在反刍思维上的时间或比例也能提供有用的信息。如果患者的配偶或其他家庭成员在场,也可以询问他们的看法,因为家庭成员和患者的评估可能会有所不同。

反刍思维不仅是一种认知过程,它还是一系列抑郁行为中的一个环节,所有这些环节都在患者的生态系统内展开。因此,反刍思维会导致人们失去与当下的联系,与生活广泛脱节,以及解决问题能力的逐渐减弱。我们可以从进化功能的角度来理解这种脱节,将其视为在感知到或即将发生的损失或挫败(例如,Gilbert, 2009a)后的一种自我修复策略。同时,我们也强调了反刍思维的负面影响。正如我们将在后面看到的,针对有偏差的认知过程的干预与针对有偏差的认知内容的干预是不同的。

（三）抑郁的自我过程

癌症带来的身体和行为变化可能会让生活变得局限，让人感到被困、虚弱、无助和无望。这种被困感往往是抑郁症的一个特征（Gilbert，2009b）。当一个人感到被困、受损、有缺陷或虚弱时，可能会迅速陷入反刍思维，感到无力和绝望，甚至会产生自杀的倾向。

贝克关于心理模式的观点（Beck，1996；Beck & Haigh，2014）包括了自我过程。然而，Steve Hayes 认为自我过程可以具有换位思考的能力，也可以变得更加灵活、慈悲和智慧。因此，在美国临床心理学界，他将自我过程放在了更加重要的位置（Hayes，1984；Hayes 等，2012）。这与正念认知治疗（MBCT）（Teasdale，1999；Segal 等，2013）提出的思维模式或存在模式相一致。

人们常常将自我视为一个静态的实体，但实际上，自我是由多个自我状态或自我过程组成的。正如 William James（1890）的早期著作中所指出的，人存在多个自我，或者说是多个自我状态/自我过程。这一点在 Hayes 的工作中也得到了确认（Hayes，Villatte 等，2011；Villatte 等，2016）。自我过程是生活体验的一部分，由言语和情感过程、身体感觉和行为冲动组成。一个人可以通过自我来观察和应对世界（Hayes，2016）。由于言语无法充分描述这些过程，在治疗过程中需要增加体验，帮助抑郁症患者接近这些过程。如果一个人能够自如地接近更适应的自我状态或自我过程，无论环境如何，都可以找到一条走出抑郁、进入更好状态的途径。辩证行为治疗（DBT）始终认为所有人都是智慧的，都能拥有智慧之心（wise mind），这也承认了人类有多种自我状态，接近这些状态可以让生活更加自在，或许也可会让生活陷入困境。在贝克更传统的说法中，Bennett-Levy 等（2015）的新工作专注于帮助人们建立新的存在状态或自我状态，但不消除或消灭已有的、功能较差的自我状态,而是将其作为竞争性的记忆表征,在一个人的生活中有目的地出现或更多地出现。因此,针对癌症相关抑郁的认知行为治疗(CBT)不仅要与思维合作,还要与思考的自我、体验的自我和行动的自我共同合作,才能更有效地帮助患者。

理解我们的体验是人类的基本能力和需求。当我们失去自我叙事的连贯性(coherence)时,我们也会失去自我感觉,这会让人感到非常不安。除非我们能够创造出新的连贯性体验,否则这可能会导致抑郁和(或)焦虑的出现。目的感和意义感不仅能够提升我们的生活质量,甚至还能影响我们的生存率(Frankl,1986;1992;Cohen 等,2016)。失去这些感觉可能是毁灭性的。因此,治疗的一部分就是帮助患者重建自我的功能,以及恢复他们所需的目的感和意义感——一种能够面对挑战的自我感。

对于癌症患者来说,癌症虽然是一个巨大的挑战,但它也提供了机会,让患者能够发展出一种全新的、更加灵活、智慧和慈悲的自我。这些自我状态在患者的余生中可能是暂时的角色,也可能是长期的角色,这无疑取决于许多因素。但在癌症治疗中,促进这些自我过程和相关的行为对于促进患者的心理健康可能起着关键的作用。

(四)抑郁中的正念过程

MBCT、DBT 和 ACT 这三种疗法都鼓励人们活在当下,从心理事件的纷扰中抽身,专注于现在。活在当下的能力,涵盖了多个方面:以接纳的心态面对当下的情绪、身体感觉和想法;拓宽对生活的认知,不仅仅局限于癌症;在此刻培养观察、注意和选择的能力。尤其是对于那些没有接受过正念训练和个人体验的人来说,正念往往会被误认为是放松或者走神。然而,正念并不是放松或者走神。尽管一些患者认为正念练习很平和,但正念的意图并非通过回避来获得平静。在 CBT

中,正念可以通过体验性干预来培养。这类练习确实可能产生一种感觉,即在某个安全的地方体验安定、专注当下、注意和观察此刻。此外,治疗的人际环境也可以培养安全感和同情心。治疗师无论对患者、治疗过程还是帮助患者一起努力获取资源减轻痛苦,都要始终在场。对于高度痛苦的患者,他们过去都对痛苦难以忍受,明智和必要的做法是让患者不要沉浸在吞没其应对能力的心理中。这对于抑郁和焦虑的治疗都很重要。事实上,当痛苦忍受度低、痛苦程度高、时间又很紧迫时,单纯的药物治疗或者联合正念和接纳的策略可能对患者更好。

关于反刍思维和担忧,其解药就在当下。悬置反刍思维是抑郁的治疗目标,这包括培养正念和接纳以及积极接触和参与永不停息的生活。

(五) 关注优势、资源和价值

伴随抑郁而来的,是人们可能失去或减弱了适应生活的优势、情绪支持、人际交往以及对日常生活的投入,这些都是体现个人深层价值观和真实生活目标的重要元素。在评估和概念化阶段,治疗师需深入探讨个体的优势和意义所在,从而构建假设,并将治疗重点放在患者如何重新参与生活的核心议题上。治疗过程从初次会谈的融入(joining)阶段开始,重点不应仅限于缓解抑郁症状,更应帮助个体恢复那些因癌症和抑郁而导致生活受到影响的重要领域,并尽可能对其进行修复。在此基础上,可以运用灵活的认知和行为策略,构建一个良性的自我循环,帮助个体摆脱抑郁的困境。

四、 参与生活

认知行为治疗(CBT)不仅关注内部心理过程,还通过行动促进个体参与有意义的生活。基本原则是,我们不会在患者尚未理解导致他们困扰的原因之前就要求他们改变行为。先理解,后改变。CBT 源于行为治疗和行为改变,强调接纳与改变的平衡,这对于与癌症患者的短期工作是至关重要的。同时,广泛理解患者与其生态系统之间的关系,包括家庭、朋友、同事、灵性团体、医疗团队等,对于制订行动计划至关重要。行动计划的目的是在多样化的日常活动中,帮助患者更广泛、更自主地与这些优势与意义的来源(即生态系统)互动。让行动计划与个人的价值观相符,帮助人们体验到生活中最重要的事物。因此,那些通过逃避来避免失去痛苦的人也会意识到这种逃避的代价是与亲人的疏远。运用问题解决技巧(Nezu 等,1999;Nezu 等,2007;Nezu 等,2012)和行为激活策略(Hopko 等,2003;Hopko 等,2008;Hopko 等,2011)可以帮助癌症患者不再否认真实或象征性的障碍,而是朝着生活向前迈出一小步。

我们的核心治疗方法是采用 CBT 来治疗抑郁。但是药物治疗在治疗过程中也可能扮演着重要的角色。对于有抑郁病史或过去对药物治疗有积极反应的患者,应考虑进行抗抑郁药物的评估。在开始治疗前,必须充分尊重并考虑患者对于药物、心理治疗或二者结合的个人偏好。提供各种治疗选项的有效性证据,讨论其利弊,并与患者共同制订治疗方式,是一种明智且符合伦理的做法。

要　点

(1) 癌症患者中抑郁症的患病率显著高于非癌症患者。

(2) 癌症患者抑郁症的诊断难点在于癌症及其治疗的影响与抑郁症症状之间存在重叠。

(3) 抑郁症诊断标准不同选择会影响癌症患者抑郁症真实患病率

的计算结果。

（4）应关注抑郁症临床和亚临床的表现形式，为可能符合抑郁障碍标准的患者以及只因适应而抑郁的患者制订不同的治疗方案。

（5）高效经济的筛查工具包括爱德蒙顿症状评估系统修订版（ESAS‐R）和 PHQ‐9。

（6）临床医生和患者应协商选择抑郁症的药物治疗和（或）心理治疗。

（7）针对治疗抑郁症的癌症患者的关键过程都已在本书中呈现。

第六章　癌症患者的抑郁治疗和干预

可以将指导治疗模型的原则比作画家调色板上的色彩。在治疗中，治疗师如同画家，在调色板上混合色彩以达到预期的效果，这依赖于个案概念化、问题清单和患者的具体需求。与此相对，高度标准化的治疗方案则更像是一种公式化的创作过程。若以艺术家来比喻，在CBT中使用基于原则的治疗需要精湛的技艺和准确的判断，如同爵士乐乐手那样既展现创造性又能遵循一定的章法自由发挥。本章我们将聚焦于第二章中提到的八个原则来治疗癌症患者的抑郁。尽管在选择治疗原则和干预策略时有指导性的建议，但只有当这些干预措施被患者接受且认为有用时，它们才是正确的。我们通常很难事先预测干预措施会被如何接受。

明智的做法是保持合作和参与的精神，始终将治疗关系放在首位。如果治疗偏离或患者感到难以承受或跟不上的话，就应该回归当下，与患者重建联结和重新出发。在与癌症患者的工作中，辩证行为治疗（DBT）中接纳与改变之间的辩证关系尤为显著。关注当下为治疗师和患者提供了一个在需要时可以返回的锚点（Wilson & DuFrene，2009）。治疗关系和此时此刻共同构成一个孵化器，从中可以孕育出治疗原则，这些原则涉及认知和行为的改变以及对基于个体优势的自我过程的促进。随后,治疗师会选择最适合的策略来处理患者痛苦。

一、针对抑郁认知内容的干预

使用贝克引导式发现和苏格拉底式提问可以让人们更容易理解其信念的特点及其影响。然后,我们鼓励患者考虑是否可以有另一种看待自我和处境的方式,进而产生更适应的结果。Wills(2015)指出,贝克式认知重构分为三步:识别自动思维、评估自动思维和对自动思维做出反应。这些步骤在执行时可能会过于仓促,因为它们会引发患者的抵抗,损害治疗联盟并且无意中让患者更纠结于令自己痛苦的信念。CBT 治疗师要时刻提醒自己,改变认知并不意味着消除认知。我们不必消除坏想法,只保留好想法。我们要帮助患者创造更灵活的替代方案,这些方案在有强烈情绪时可以使用,而且更有效。引导式发现与认可技术相结合,可以更温和地对待患者纠结的信念,特别是那些根深蒂固和(或)容易引发情绪的信念。处理有问题的认知内容大概有如下等级:

(1)温和探询:在不去挑战信念有效性的同时,培养对自我的同情。

(2)心智教育:以温和的方式进行关于心智运作的心理教育。

(3)寻找支持信念的证据。

(4)寻找反驳信念的证据。

(5)建立有效的替代性解释。

(6)无论信念是否真实,要探索信念的功能。

(7)使用隐喻和体验式练习。

(8)对思维进行正念练习,让思维自然流动,不做评判。

(9)换位思考和对自我过程进行工作。

这个干预等级设定是可变的,建议有经验的临床医生进行尝试。例如,我可能将正念和换位思考的干预措施置于列表的较低位置,而其他 CBT 模型,如接纳与承诺治疗(ACT)和正念认知治疗(MBCT),可能会在早期阶段就更重视这些方法。在多数情况下,这个等级设定似乎更适合那些从未接触过行为健康专业人士①的患者,它显得更为简单、贴近常识。需要注意的是,没有任何一种干预措施适合所有患者,也没有固定的干预顺序。最佳的临床实践往往具有实验性质:首先根据现有证据及其局限性为干预提供理论依据;其次通过实际干预结果来评估有效性。如果干预未能达到预期效果,就需要进行调整。在干预失败的情况下,可能会影响到治疗关系,此时我们就需要修复这种关系,并尝试新的干预方法。

现在,让我们通过一个具体的案例来展示如何有效地运用这些干预措施。

Sally Klipsten,61 岁,是 5 个孩子的母亲,10 个孩子的祖母,与丈夫 Merle 结婚 39 年。她最近得知了一个她形容是世界上最糟糕的消息——她患有转移性胰腺癌,任何可用的治疗都只是实验性的,最多只能延长几周或几个月的生命。她感到抑郁,并且丈夫 Merle 描述她开始退缩,并且异常绝望。她丈夫拥有并经营着一家小镇农业供应公司,并十分担心妻子的退缩和放弃,因此寻求咨询帮助。Sally 没有抑郁症病史。在第一次会谈中,治疗师与这对夫妇一起进行了面谈。Sally 泪流满面,承认自从得知癌症可能终结她的生命后,她就一直处于抑郁状态中。在探讨她的眼泪和抑郁背后的信念时,她透露了这些想法:"我完了""我让每个人都失望了""我的孙子们不会记得我"。在会谈的早期阶段,治疗师主要以同情的方式与这对夫妇一起面对他们

---

① 注:包括精神科医生,心理咨询师/治疗师,临床社工等。

的恐惧、悲伤和失落,而这些情绪在此之前都是各自独自面对的。

由于 Sally 没有抑郁症病史,她所描述的信念很可能是最近出现的,是对噩耗的直接反应。我们计划温和地运用贝克式技术,帮助她从这些信念中后退一步,以新的视角审视它们。然后,我们将寻找替代方案,并结合行为改变策略,帮助她重新融入生活,摆脱目前的退缩状态。

治疗师:Sally,如果你不介意,我想再谈谈你之前说的"我完了"。你能告诉我这句话对你意味着什么吗?(治疗师之前已经询问过患者希望如何被称呼)

Sally:这意味着我将死于这种疾病。

治疗师:这是否意味着你认为你的时间不长了?

Sally:(沉默了一会儿)我不知道。我不想问 X 医生这个问题。我不想知道。

治疗师:好的。但听起来好像当你说自己"完了"的时候,你在假设自己没有时间了。

Sally:感觉就是这样的。我没有时间了。

治疗师:也许你还有几个月,甚至更长时间呢?(治疗师提出了另一种可能性)

Sally:我真的不知道。我的医生认为我可能会有。

治疗师:好的。假设你确实还有一些时间和机会,可以像你希望的那样更充实地生活。比如说,在这些时间里以对你和生活中的其他人都有意义的方式生活,你会觉得这值得吗?

Sally:(点头)值得的。

治疗师:我们可以花点时间静下来面对你可能还会有一段有意义的时光这个事实吗?也许只是坐一会儿,思考一下这个想法。(暂停:治疗师促成了一次正念的、回到此刻的暂停,给她一个反思的机会)

Sally：现在的每一刻对我来说都很重要。（患者从之前的萎靡、泄气的姿态中坐直，与治疗师进行了眼神交流，她的丈夫握住了她的手）

治疗师：我发现你现在坐直了并且看着我，而不是像之前那样看向别处。我在想发生了什么让你开始变化。你有没有注意到，在说"我没有时间"和"我有充实的时间"的时候，你的情绪或身体有什么不同的感受？（治疗师帮助患者区分对时间所持的两种不同看法所带来的情绪和身体的后果）

Sally："我有时间"感觉更好。

治疗师：好在哪里？

Sally：不那么悲伤了。有更多的时间可以期待，和我丈夫、孩子、孙子们一起度过。

治疗师：那这真的可能吗？（治疗师要求患者评估替代观点的可信度）

Sally：我认为按医生的说法是这样的。（丈夫表示肿瘤医生并不认为死亡会马上来临，可能还有好几个月甚至一年）

治疗师：好的。我把这个和其他你说的试着连起来，你说"我让每个人都失望了"，你是说让你的家庭失望吗？（Sally点头，而丈夫摇头表示不是）我可以问一下是什么让你得出这个结论？

Sally：我得了这种病，他们都在担心我，以致不能专注于他们自己的生活。如果我不能成为我想要成为的那种奶奶，尤其是我还一直打算退休后能更多地参与他们的生活，那么我就是让所有人都失望了。（哭泣）他们有些人还很年轻，而我将无法参加他们的体育比赛、毕业典礼或婚礼。（丈夫伸手过来触摸她的手臂）

治疗师：（真诚地承认患者预料的痛苦，然后针对患者认为自己因为癌症而让人们失望的信念进行了讨论）Sally，我现在不仅看到你脸上的痛苦，还看到你丈夫脸上的痛苦。我可以问你个问题吗？我认为因为自己违背承诺,或者说是由于某种原因自己选择不履行承诺才会让人失望。你是因为自己选择得了癌症而对自己或他人失望吗?(治疗师冒险使用了较为轻松的"出言不逊",觉得患者可能会对此有所回应)

　　Sally:不会的!(她和她的丈夫笑了起来)

　　治疗师:所以也许我们可以说是癌症让所有人都失望了,特别是让你失望了,对吗?如果不是你而是癌症才是那个罪魁祸首呢?(治疗师引入了一种重新构建的视角)

　　Sally:有道理,我明白了你的意思。

　　在这个对话片段里,治疗师针对痛苦的信念采用了以下几个步骤。

　　(1)治疗师不仅探讨了患者关于生命终结的信念证据,同时也考虑了另一种可能性:患者离死亡并非近在咫尺。

　　(2)构建了一个既可信又现实的设想:患者尚有充裕的时间。

　　(3)治疗师引导患者在当下暂停,觉察两种信念的影响,即认识到"我仍有时间",也加深了患者对此信念的感知。

　　(4)治疗师打破患者觉得自己因患癌症而让家人失望的信念。

　　(5)提出了一个更可信且更现实的信念:"是癌症让大家都感到失望。"

　　(6)治疗师随后转向患者是否会被孙辈记得的问题,这引发了她的哀伤与悲痛。面对死亡和离开亲人的哀伤是正常的,但患者所承受的心理痛苦却因自我指责和担心被遗忘的信念而加剧。

　　(7)后续步骤将包括具体的行为干预措施,这些措施基于患者的价值观和人生目标,并将行为激活与之相结合,这部分内容将在后续章节中进行讨论。

　　在这个对话片段中,引导式发现策略并不意味着治疗师采取被动态度。相反,治疗师扮演了一个积极的角色,提出替代的视角,并在严肃的情境中巧妙地运用幽默和有些"冒犯"的言辞。关键在于治疗师展现出对患者合作的重视,并密切跟进患者对干预措施的反应。在治疗结束时,当被问及对治疗的看法时,患者表示最有益的是她意识到了自己并没有错,而且患上Ⅳ期癌症也没有让她所爱的人失望。

二、 以开放的态度反驳证据

我们完全可以采用更具指导性的技术,比如在白板上记录想法,要求患者提供支持和反对信念的证据,评估信念的强度,构建一个替代性信念,并在干预结束时重新评估对痛苦想法的相信程度。这是典型的贝克认知行为治疗(CBT),对于癌症患者同样具有显著效果(Moorey & Greer, 2012)。但是许多癌症患者之前没有接受过心理治疗,也没有抑郁症病史,我建议如先前所示,循序渐进地引入这一过程。患者没有抑郁症病史意味着认知偏差并不太根深蒂固,通常可以较轻松且迅速地识别,不会引发对治疗师的抵触反应。认识到认知偏差的普遍性(Kahneman, 2011)是至关重要的。这和我们努力在痛苦时将认知偏差正常化的做法是一致的。

亲和地询问(check-in)能够影响患者对反驳证据的接受程度。通过解释"心智如何运作",患者可以理解某些认知偏差(如近因效应等)是普遍存在的。这种做法能够减轻患者的自我攻击感,使得潜在的自我攻击不那么强烈。有时抑郁症有更深层次的来源,与人们早期发展阶段中形成的关于自我的信念有关。

以下是一个简短对话,展示了如何应用治疗原则。让我们回到第四章中的案例,45岁的 Todd Colvin 患有转移性胰腺癌。关于他的个案概念化,请参阅第四章。Todd 认为自己是失败者,因为他觉得自己没有像期望的那样为家庭的未来做出贡献。此外,他通过回忆父亲在他年轻时批评他懒惰来证实这一看法。

治疗师:Todd,听到你因为家庭可能面临的经济困难而自责,我感到有些难过。我能问问是什么让你这么自责吗?

Todd:我应该存更多钱,买人寿保险,不该有那么多的贷款。我应该为退休准备更多资产。我觉得自己是个失败者,就像我爸爸很多年前说的那样。

治疗师:Todd,你愿意再深入一些,看看我们是否能帮你找到一个新的角度来理解和处理这种情况吗?

Todd:可以,但我对自己真的很失望。

治疗师:我理解你的感受。但我想问,你在 45 岁时对抵押贷款、退休资产和保险有什么看法?

Todd:我觉得时间还有很多。

治疗师:是的,就像你的朋友和同事一样觉得还有很多时间,对吧?

Todd:是的,没人想到这种事情会发生在自己身上。

治疗师:没错,你只是在按照你认为最好的方式规划生活,这似乎是你这个年龄段的人都会做的事情。如果你有一个水晶球,能预知未来,你会选择存钱、买保险,而不是专注于工作吗?

Todd:我会的。(看着治疗师)我肯定会的。(眼神交流中带着泪水)

治疗师:Todd,听起来你在预知未来里已经尽了最大的努力。然而我们都没有水晶球,你也一样。

Todd:嗯,我没有那个。从来都没有过,也不会有人有水晶球。

治疗师:我也希望能有一个。但我们只能在当下做出我们认为最好的决定,且不知道未来会如何。事后看来,我们可能会对自己感到失望,好像我们当时就能预知几年后的事情。这可能只是大脑对我们玩的一个不公平的把戏,责怪我们无法在当时的情况下预知或预测未来。我的大脑有时也会这样。我只是想帮你揭穿这个把戏。

Todd:我明白你的意思,但即便如此,我的家庭真的可能会陷入困境。这让我感到失败,好像我爸爸说我懒惰的那些话都是真的。

治疗师:那些痛苦的回忆,尤其是你爸爸对你的评价,是否会一直像一根刺一样扎在你心里?(患者点头)如果是你的儿子处在你小时候的位置上,你会称他为失败者吗?会说他懒惰吗?

Todd:哦,不,永远不会!我爸爸很严厉、很难相处。我尽力了。我儿子在家里一直帮我,并且我永远不会对我儿子说出像我父亲对我说过的那些话。

治疗师:你给你儿子的爱,你自己也值得拥有,不是吗?如果爸爸是个浑蛋,那么他对你的看法也很可能是错误的。既然他现在已经不在了,那是谁总在提起这些呢?

Todd:(沉默)我想是我吧,我从没这么想过。(与治疗师进行眼神交流)如果我能放下我爸爸对我的那些恶毒评价就好了,尽管我还是很难释怀。

(我们将通过自我过程的工作,使用换位思考的技术,帮助他减轻那些源自早年长期的痛苦信念带来的影响)

治疗师:至少现在,你已经证明自己尽力了,而且事实上你也无法预知这种疾病,对吗?(患者点头)那么,如果我们集中精力与你和你的妻子一起规划未来的财务问题,你愿意吗?

Todd:是的。我们都没有水晶球,我只是做了大多数人都会做的事情。我建立了一家企业,承担了债务,并决定在资金回笼后再准备退休资产。我妻子和我正在开始讨论如何解决这个问题。她打算回学校完成学业,方便她今后找工作,这也会让我稍微安心一些。

在这里,我们注意到 Todd 至少暂时愿意接受对自己失败的不同解释。值得注意的是,Todd 小时候父亲对他的严厉批评加强了他认为自己失败的想法。这些抑郁性的记忆,与他的情绪相符,加剧了 Todd 的认知偏差(Teasdale & Chaskalson, 2011b)。为了推进治疗,治疗师试图缓解两种相互关联且令其痛苦的信念:一种是当前的,即 Todd 认为自己是一个失败者;另一种是童年时期的"懒惰"信念,它总是被记忆中父亲的声音所唤起。我们稍后会回到这个案例,描述其他干预措施,这些措施旨在帮助患者与这些信念保持距离,或以更温柔的态度对待它们,包括对自我过程的干预和换位思考技术,以及行为激活和问题解决策略。

在为癌症患者提供贝克式 CBT 的经验中,我倾向于从更温和的干预开始。这包括保持合作的对话,并将技术以更温和的方式融入其中。在合作的背景下,治疗师可以自由地引入替代性思维。贝克式认知技术种类繁多,有许多方法适用于癌症患者,感兴趣的读者可以参考(Leahy 等,2011;Moorey & Greer, 2012;Westbrook 等,2012;Wills & Sanders, 2013;Greenberger & Padesky, 2015;Wills, 2015)。

三、 关于心智运作的教育

许多人可能习以为常地认为,想法必须要被认真对待,痛苦的情绪必然意味着出了什么问题,心智的运作都是无意识的自动模式(Kabat-Zinn, 2013;Segal 等,2013)。有时,通过轻松的方式教育人们关于心智如何运作,可以帮助他们从执念中抽离出来,认识到这些不过是想法而已,既非真相的必然反应,也非行为的决定因素。传统上,认知行为治疗有一个筛选的过程,并且会说服患者接受 CBT 模型作为治疗的先决条件。对于癌症中心的患者来说,这可能是他们生活中与行为健康专业人士的第一次会面，如果一开始就咄咄逼人地抵制他们的信念可能会令人感到困惑和反感。根据第三章的指导方针，我们要从认可和引导式发现开始，然后寻找改变策略。关于心智（包括治疗师的心智）如何运作的心理教育可以为不熟悉心理治疗的患者提供一个温和、友善的引导。这与我们将严重健康威胁下的痛苦正常化的目标是一致的。

以 Sally Klipsten 为例，可能的说辞如下：

你要知道，我们所有人的心智总会在不经意间做一些有意思的事。你现在的情况是你的心智好像迅速地下了一个令你非常痛苦的结论，即你很快就会死去、被遗忘，并且在那之前你已经让家人失望了。（患者承认这一点）现在你的心智之所以这样做是因为它试图理解你极端困难的处境。这就是我们的心智所做的事。如果你愿意的话，你可以把它们当成意义制造机。大多数时候，我们的心智会很好地服务于我们，帮助我们理解生活和世界。然而有些时候，尤其是当我们处于极大的痛苦中时，它们就会迅速地下一个结论：认为这种情况差到极点而且令人非常痛苦。我的心智也会这样做。我认为所有人的心智在如此大的压力下都会这么做。有时，我们需要放慢步伐，考虑一下它是否过快下了结论。就算结论是合理的，我们仍然可以尝试找到处理困难的方法。同样重要的是，我们要知道什么时候心智太快做出了没有事实依据的结论。

四、处理痛苦信念的 ACT 策略

Hayes 提出的第三代认知行为治疗（Hayes，2004）引入了与以往截然不同的认知干预方法。这些方法更加强调接纳、正念以及认知的功能,而不仅仅是关注认知的形式和频率。在这些治疗方法中,治疗师很少或不再刻意地与患者一起创造替代性信念,而是通过隐喻和体验式练习,让患者获得新的视角来看待信念。通过 Hayes 所说的解离(defusion),人们学会了放弃与思想的斗争,允许内在体验的存在。这与正念认知治疗(MBCT)的理念相似,即把想法当作想法而非事实,从远处观察它们。对于根深蒂固、长期困扰患者的信念,这些技术提供了一套与传统 CBT 不同的策略。它们的优势在于治疗师不必与患者就什么是真实或正确的信念进行辩论。然而,就像任何技术一样,如果运用不当,可能会显得不够真诚,患者可能会感到被忽视和不理解。每种干预都有其局限性,关键是要恰当地使用它,观察其接受程度,纠正治疗关系中的任何有害行为,并做出相应的调整(Safran & Segal, 1990)。

正如第二章所述,人类会在多个层面或多种模式下处理信息。例如,ACT 中的体验式练习有时可以迅速地与更具情感的信息处理模式对话,产生强大而有说服力的结果,同时也可以温和地影响更表层的言语信息处理模式。在这种意义上,这样的干预可以像诗歌一样通过充满情感的意象,让患者在理解文字意义之前,先在情感上获得冲击。在治疗中,我们希望帮助患者同时获得多个信息处理层面的经验,既包括内隐的,也包括外显的;既包括更具情感的意义,也包括更纯粹的言语层面的意义。当人们逐渐熟悉时,就可以即兴创造隐喻和练习,也许最有力的干预来自患者自己语言中自发产生的隐喻(Stott 等,2010;Villatte 等,2016)。

下面介绍一种从与患者 Sally Klipsten 的接触中发展而来的技术,她是我们之前讨论过的那位患有抑郁症的癌症患者。这项技术不是以改变想法为主;而是试图通过给想法赋予一个新的功能和意义来调整其对患者的控制。它被称为"肩上的鹦鹉"。

Sally Klipsten 和她丈夫养了一只名叫"红"的鹦鹉。治疗师让 Sally 想象"红"站在她的肩上，并轻轻地触摸它，让 Sally"听到""红"用喋喋不休的声音对她说一些刺耳的话，这些话就是 Sally 平常对自己说的。听完之后，她脱口而出："听'红'这么说，觉得它很傻。"当治疗师问她要多认真地对待"红"的话时，她微笑着说："它只是一只鸟。"治疗师接着问，她是否可以让"红"开车送她去商店，管理她的生活，或做出医疗决策，她笑着说："它只是一只鸟。"治疗师说："假设我们的心智有时会像'红'一样发出噪声。我们要多认真地对待那些噪声?"她回答说："不用特别认真"。如果干预更大胆的话，可以让治疗师和（或）Sally 一起用鹦鹉的声音大声说出这些话。

请注意，过于直接的干预可能会使患者感到被嘲笑或不被认同。如果采用第三章所介绍的技能，并以尊重的态度紧跟患者的体验，这类较为大胆的干预不仅能够被接受，还能在对话中开辟出新的认知与情感空间，使改变显得吸引人，甚至充满乐趣。在治疗中恰当地运用幽默和游戏，可能会让 ACT 中解离，或 CBT 中的远离和去中心化技术更有效。在此过程中，我们并非试图减少痛苦信念的内容或频率，而是将其声音和位置转移至一个想象中的鹦鹉身上，从而改变想法的功能、体验和影响。ACT 开发了许多富有创造性的技术，通常通过隐喻和采取引导式想象等积极、体验性的练习形式实现（Hayes 等，2012;Stoddard & Afari, 2014）。理解 ACT 背后的理论——关系框架理论(RFT)，不仅有助于对这些干预措施的理解，还能在对话中自发地创造新的方法(Villatte 等,2016)。

五、 摆脱反刍思维

治疗反刍思维的关键在于处理反刍过程，而非深陷于其内容。有效终止反刍思维的第一步是识别其本质,意识到自己何时陷入反刍,并理解其对自身的危害性。反刍思维会加剧痛苦,不断追寻无解的问题(如"我究竟怎么了?"),将自己与理想生活相比较,挖掘痛苦记忆,引发羞愧和悲伤,并强化对自我、定位以及未来的消极评价。同时,沉溺于反刍思维意味着浪费了本该与世界互动的时间。反刍思维不仅妨碍问题解决,而且会恶化问题(Harvey等,2004)。在此需要注意的是,引导患者摆脱反刍思维,并非鼓励他们回避强烈的情绪体验。在遭遇剧烈的哀伤和丧失时,我们鼓励患者在治疗中适当表达情绪。面对看似无解的问题时,我们要陪伴患者共同探索解决方案。反刍思维实际上阻碍了悲伤的体验和表达,也妨碍了问题有效地解决,它本质上是一种无意识的逃避方式。

协助抑郁的癌症患者摆脱反刍思维的第一步,是帮助他们认识到这实际上是在浪费时间,并陷入绝望的恶性循环。当患者描述自己如何陷入反刍思维的恶性循环时,可以通过引导式发现和苏格拉底式提问来进行关于反刍思维的心理教育。此外,可在 www. psychologytools. com 获取有关反刍思维的心理教育手册作为辅助工具。

使用空间隐喻是摆脱反刍思维的一种技术。下面展示如何在 Todd Colvin 身上使用它:

治疗师:(手里拿了一张纸和一支铅笔)Todd,按你和你妻子的说法,你似乎花费了很多时间独自在那个阴暗的房间里想象各种灾难,思考自己哪里做错,哪里出了问题,并且将自己隔离开来。

Todd:确实如此。我常常就这样消磨掉几个小时。

Todd 的妻子:有时候是几天,他甚至都不和我交流。我不确定我们的未来会怎样,但我希望你还在的时候,Todd,你能回到我身边。

治疗师:(在纸上画了一个大圆圈)Todd,那些阴暗的时刻或日子,你的担忧和反刍思维在这个饼状图中占据了多大的比例?

Todd:(用手指沿着整个圆圈边缘比画了一下)全部,几乎整个圆圈!

治疗师:那癌症真的占据了所有这些空间吗?

Todd:不,它没有,但很难摆脱(指反刍思维)。我还是能听到我妻子说的话。只是我躺在床上思考的时间越长,与她和孩子们共度的时光就越少。我不知道该如何是好。

这是一种精妙的认知干预技术,它将反刍思维的过程与其痛苦的后果联系起来。这种方法可以为患者远离抑郁思维并减少其对生活的影响铺平道路,同时减少癌症在生活中所占的空间。值得注意的是,这里我们采用了一种空间隐喻来描述复杂的认知和行为过程,这类隐喻通常更易于理解和接受。将反刍思维与其所造成的损失联系起来后,Todd Colvin 会意识到,每一个投入反刍思维的时间,都是失去与最珍视的人——他的妻子和孩子共度时光的时间。我们的目标是帮助人们从反刍思维中解脱出来,而不是花更多时间与它斗争。同时,我们也希望帮助人们意识到反刍思维的后果,以及因此失去参与有价值活动的机会,这些都是为此付出的代价。在后续章节中,我们将协助患者建立新的行为模式和自我状态,以对抗并替代反刍思维(Brewin,2006;Bennett-Levy 等,2015)。

仅仅认识到反刍思维的功能和代价,可能足以让一些癌症患者将注意力和行为转移到其他能更自主选择的活动中。然而,许多深陷反刍思维的人会感到束缚,难以停止。这时,就需要针对元认知信念进行干预,这些信念本质上是关于心智过程或心智运作的看法。例如,持续的反刍思维可能会被 Wells 所说的 Ⅱ 型元认知信念所支持(Wells,2000;2009)。Ⅱ 型元认知信念包括认为反刍思维本身是有益的、重要的或必要的("反刍思维帮助我理解为何我会失败")或相反地,认为反刍思维是危险的,意味着心智处于不稳定状态下("如果我继续这样,我就会发疯,或者让癌症恶化")。Wells(2000;2009)描述了这些陷阱的认知过程,包括认为反刍思维有益或认为它是危险且不可控的信念。注意力训练方法可以用来帮助反刍思维者将注意力从内在的痛苦转移到五感体验上。例如,Wells 使用的注意力训练技术,如关注房间里的声音,似乎是一种快速从内在过程中抽离的方法(Wills & Sanders,2013)。Wells 发现,当这些简单的练习在治疗中清晰地展示给患者,并鼓励他们在治疗之外进行短期练习时,它们可以帮助患者更自由地将注意力转移到非反刍思维的过程中,进而参与更有意义的活动。对于面临生命终点或时间有限的患者,这类干预可以帮助他们更自由地与所爱之人进行有意义的交流,让他们的生活体验更丰富。

心理学家 Sonja Lyubomirsky 在探讨人类的幸福时指出:"面对疾病,我们可能会选择将时间耗费在关注疾病夺走了什么、浪费了什么,以及它如何破坏了我们的生活。然而,我们也有另一种选择,那就是将注意力集中在真正重要的人和活动上。"她引用了心理学家和哲学家 William James 的话:"在我所知道的所有名言中,我最喜欢的一句来自 William James'我的体验都来自我对注意的选择'。"(Lyubomirsky,2013,p.187)尽管并非所有癌症患者都能轻易地将注意转移到重要的事物上,但认知行为治疗(CBT)中的抗反刍技术可以帮到他们。

六、 治疗中的正念

人们正致力将正念和自我过程融入个体治疗中。Segal 等(2013)在正念认知治疗(MBCT)中采用了"3 分钟呼吸空间"练习,这种方法不仅适用于团体治疗,也可以在个体治疗中使用,帮助患者在面对强烈的情绪时能保持淡定。元认知治疗(MCT)也有其独特的正念练习，即超然正念(detached mindfulness)，以及注意力训练。这些练习有效地帮助个体温和地培养对外部刺激和线索的关注，而不是持续陷入反刍思维(Wells, 2009；Wells & Fisher, 2016b)。这些技术的优势在于它们既简洁又有实证支持。治疗师可以在网站(www. mct-institute. com/metacognitive-therapy)上获取关于 MCT 的临床和科学资源。

让我们再次回到 Todd Colvin 的案例，了解如何通过正念干预来减轻反刍思维的影响。一旦 Todd 意识到反刍思维的负面影响，并愿意重返现实，我们就可以尝试以下练习：

治疗师：Todd，如果你准备好了，我们可以一起做一个练习。(Todd 和他的妻子表示同意)这个练习非常简单，没有特别要求。我会和你一起完成。请你舒适地坐直，保持脊柱挺拔，以便能够轻松呼吸，从腹部到胸腔。坐姿不良可能会限制呼吸能力，注意，当你坐直时，呼吸会更加深入，身体会自然找到合适的姿势。保持端正的坐姿，甚至可以在进入这种舒适而庄重的状态时，慢慢展开微笑。让空气自然地进入你的身体充满腹腔。你可以花一点时间观察我的手，就像我这样做。然后，随着呼吸轻轻提起横膈膜，自然地让它上升。无需刻意屏气或强迫呼吸，自然即可。

接着，治疗师指导患者将注意力转向房间内的声音，并逐渐觉察心智何时开始向内转移，比如转向思考、身体感觉、记忆、意象或情绪。当患者意识到这种内在转移时，鼓励他们慢慢地将意识重新拉回到坐姿和呼吸上，不纠结、不评判，也不期待或强迫自己放松或感到愉悦。仅仅是观察，不对意识中出现的任何事物采取行动。这样做是为了培养元认知觉察能力，仅仅是练习进入一种观察性自我的状态。治疗师接着指导患者将注意力从房间内外的声音,转移到身体上的感觉,如疼痛、疲劳,或任何出现的感觉。之后,再将注意转向情绪,再之后是想法,始终缓慢地学习将意识带回到呼吸上,将注意保持在呼吸和坐姿上,让想法、意象和情绪自然存在。

这种练习,哪怕仅持续5～10分钟,也足以暂时缓解痛苦。在练习结束后,治疗师会询问患者注意到了什么,并尝试引导患者进行区分训练,区分沉浸在反刍思维与处于暂停状态时的不同感受。

Todd:我发现自己只是在这里,我挺喜欢在这样的房间里静静地待上几分钟。虽然我清楚自己仍患有严重的癌症,脑海中不断涌现各种事情。但似乎我能够如你所说,暂时停下来,只是存在于这里。

Todd 的妻子:确实。我也感到了放松。

治疗师:觉察的状态有时能带来放松,有时也不会。Todd,你能分享更多关于你提到的"只是在这里"时的体验吗?

Todd:可以。我感觉到"我现在就在这里,不需要去任何地方,也不必担心即将到来的事情,比如手术或死亡。我只是在这里。"我喜欢那样的感觉。仿佛我已经很久没有真正地活在当下了。

治疗师:在那些时刻,癌症在你的意识中占了多少?

Todd:我觉得并不多。尽管那些时刻并不长,但在那一刻,我只在这里,癌症似乎并不存在。

在实施这种干预时,必须像对待任何其他治疗一样,要敏锐地观察患者的参与能力。干预的目标并非引发某种顿悟,也不意味着这种短暂的干预能带来持久的改变。尽管患者可能在暂停的时刻感受到轻松,但我们的目的并非仅仅为了产生放松的效果,也非试图驱逐痛苦的情绪,将悲伤或恐惧视为敌人。实际上,在我们的文化中,痛苦往往被看作是需要征服或消灭的敌人。正念可以被看作是与痛苦保持距离的一种策略。我们试图以开放和接纳的态度,帮助患者进入当下,接近与癌症无关的自我部分。刚才的对话展示了认知行为治疗(CBT)是如何将各种治疗元素结合在一起,帮助患者进入、建立并维持一种自我状态,这种状态可以促进对自我行为的观察,并鼓励患者积极参与生活。这些元素包括呼吸、姿势、引导式想象、注意力训练和隐喻,并参考了 Bennett-Levy 等(2015)、Korrelboom 等(2012)和 Brewin(2006)的科学和理论描述。此外,将自我置于当下,并保持对癌症之外事物的觉察,有助于进入自我安抚的状态,潜在地抑制持续的剧烈痛苦(Gilbert, 2009a),以及其对情绪健康和身体健康的负面影响(Nezu等,2005;Lutgendorf & Anderson, 2015)。

在提供这种干预时,我们需与患者一同监测他们对干预的体验。如果干预未能达到预期效果,我们要探讨是否会导致治疗关系的破裂,并在治疗继续之前修复这种关系(Safran & Segal, 1990)。我们努力帮助患者在某个时刻从冷静的观察性自我的视角实现元认知意识。

七、 针对自我过程的工作

如果抑郁使个体感受到被困、挫败和绝望的自我感,那么有一种有效的临床策略就是努力培养优势和自信的自我状态。在 ACT 中,我们可以从"自我作为观察者"的概念出发,与患者一起简单回顾他们生活中的不同阶段,在这些阶段中,观察性自我始终存在,并且在当下依然存在(Hayes 等,2012)。通过培养更具同情心的观察性自我,个体更容易面对和处理挑战(包括癌症)。正如我们在其他地方所描述的,这个过程的初步是通过正念练习培养对当下的觉知。这个练习总是会先介绍和描述练习内容,并在继续之前要征求患者的同意。在开始时,治疗师总是要确保患者愿意尝试,为可能引发患者的情绪体验做好心理准备,并且要在整个正念练习中对患者的反应保持敏感,根据患者的反应逐步调整进行。

接下来是引导式想象的练习,但在开始之前,需要探讨患者是否愿意以及如何进行这项练习(Hackmann 等,2011)。这个过程包括以下步骤:

(1)引导患者注意在当下进行观察和觉知的自我;

(2)强调这个观察性自我在人生所有经历中始终如一地存在;

(3)邀请患者回忆童年的经历,包括愉悦和挑战的时刻,同时意识到观察性自我在这些经历中的存在;

(4)让患者在成年后的生活中挑几个关键时刻,并把这些时刻串起来,形成一条贯穿一生的线,并注意到观察性自我始终伴随;

(5)再次将观察性自我带回房间。

这一过程也为使用另一个隐喻做了铺垫,该隐喻通过引导式想象实现,将自我比作一个碗或容器,能够温柔地容纳所有痛苦、挑战和快乐,而自身保持完好无损。以下是一个简单的示例脚本,可以整合到之前的练习中。

现在,请允许自己将意识带到此刻,让一生所有的经历都安住在这里······只是让生活以其本来的面貌安住在这里······身体的感觉······情绪······想法······就像它们本来的样子······带着一种温柔的好奇心和关怀去观察······也许你会发现自己可以在这里,被温柔地拥抱······仿佛这个观察者是一个充满爱意的碗,能够容纳所有的经历,给予空间······为所有的一切留出空间······让身体的感觉······情绪······记忆······想法······就像它们本来的样子······为生活的本真留出空间。

在实施这个练习时,保持同情心、开放心和观察性自我的姿势:比如 Linehan(2015)描述的"张手浅笑",这个姿势是将佛教实践融入西方心理治疗。Korrelboom 等(2012;2013)和 Bennett-Levy 等(2015)对这个姿势的使用进行了调整,作为产生和维持改变的手段。这个练习涉及接纳、元认知意识和对自我的接近。这些过程与失败和绝望的回忆竞争,并产生一种替代性记忆(Brewin, 2006)。正如 ACT 中经典的棋盘隐喻(Hayes 等,2012),这不是与自我的斗争,而是两个自我为了被看到而斗争。Wilson 等(2012)指出,从行为的角度来看,自我不是一个名词,而是一个动词,是一系列行为模式的集合(behavioral repertoires)。Brewin(2006)的记忆回溯的解释表明,我们可以重建这些过程,让灵活和适应性的自我出现,取代那些被抑郁拉扯而功能失调的自我。

ACT 认为控制本身就是问题,而元认知治疗(Wells, 2009)和正念认知治疗(MBCT)则倾向于认为错误的控制才是问题。在我们的实践中,需要谨慎地评估练习对患者的影响。我们不应加剧患者对痛苦的回避,而是努力培养更具同情心和灵活性的能力,选择和替代现有的模式(Teasdale, 1999;Segal 等,2013)。通过开放和包容的态度与痛苦共存,哪怕只是一瞬间,只要带着好奇、温柔和同情,患者就能瞥见通往光明的新路径。对于那些有兴趣、有能力并有意愿的癌症患者,我们可以建议他们参加正念减压疗法(MBSR)或正念课程。

现在,让我们转向另一位患有抑郁的癌症患者,应用换位思考并针对自我过程开展工作。

Carolyn Woods 是一位 46 岁的已婚母亲,有 4 个孩子,她正在从乳腺癌的手术、化疗和放疗中恢复。她在 6 个月前接受了手术,并刚刚完成了化疗和放疗。她被告知长期预后良好,现在正处于生存期的早期阶段。她曾有抑郁症病史,并担心陷入她所说的"黑暗"中,那是她在生了第一个孩子后经历的。她目前有轻度抑郁,但没有以前那么严重。在会谈中,她不仅透露了自己轻度抑郁的现状和对抑郁复发的恐惧,还有不能接纳因手术、化疗和放疗而造成的身体不便。她感到疲劳,并对自己外表的变化感到难过。会谈中时常浮现她对自我的感觉:"我现在应该感觉好些了""我不能像这样疲惫""我现在不是个好妈妈",以及"如果我今后都这样怎么办?"她现在的生活和想象中治疗完成后的生活之间有着巨大的差距,因此也让她的抑郁和痛苦加剧(Williams等,2015)。

之前描述的认知干预可能有效。然而,Carolyn说很多人告诉她要"耐心一点",这只会让她感到恼火。治疗师选择了一种体验式练习,这种练习可能不仅能够更快地产生效果,而且还可能绕过患者对被治疗师强行引导去接纳和认知改变的强烈反应。治疗师询问Carolyn,以及当时在场的丈夫Jack,是否愿意与治疗师一起做个练习,该练习只涉及一些引导式想象,他们欣然同意了。这个练习是ACT的联合创始人Steve Hayes(Hayes, 2016)设计的。它要求患者闭上眼睛,像之前与Todd Colvin描述的练习一样坐着,并和让自己挣扎的任何事件建立联系。在当下,Carolyn的挣扎是她要接纳生活中由于癌症治疗带来的不便:精力有限、疲劳加剧和自我惩罚的信念。这些不便是抑郁恶性循环的一部分,而癌症和癌症治疗的影响是循环中的激活事件。这个练习可以使用如下脚本:

现在,请注意这个挣扎,如果你愿意,让自己注意到你正在注意。就好像你身体里有一个"你"正在观看和观察这个挣扎。如果我们一起走过人生的历程,那个你很可能从你开始有意识的时候就在那里,而现在也在这个身体里。让自己从这个身体中走出来,只是片刻,回看你自己,看看六个月前被告知癌症时的那个你。现在回头看,你对那个你有什么看法或感受？你不必回答这个问题；但现在请保持这种觉察。

现在，让我们就这样坐在这里，带着你的挣扎。当你看着这个挣扎时，想象三年已经过去，现在你从一个已经知道这一切将如何发展的地方回顾过去。（暂停）你变得更智慧，看着今天挣扎的你自己，现在想一条信息，是未来更加智慧的你传给现在的你的一条消息。让我们花一些时间看看会有什么消息，看看这个未来的你会给出什么建议。

在自己心中写下那条消息，就像从一张纸上看到一样……现在把你的意识带回这个房间，这里，现在，让我们看看你是否能够传出这个消息，以及这个消息中是否对你今天的挣扎有好建议。

Carolyn 和她的丈夫都从未来更智慧的自己那里收到了消息。Carolyn 的消息很简单："努力接纳现在本该的样子。三年后，你会好起来，你会和 Jack 以及孩子们一起，并看着孩子们长大。"这个接纳和希望的消息是自己发出的，没有和治疗师拉扯就产生了效力。虽然认知干预可能也能达到同样的效果，但这种练习有时可以在多个信息加工层面产生变化，并且对个人来说比较令人信服。在这个个案中，她的身体经历了手术和放疗，疲惫和疼痛，放下挣扎可以帮助 Carolyn 有一个更接纳的心态重新进入生活。

八、 行动策略：联结行为与日常

CBT 最初源于行为主义。基于情境的 CBT 通过改变行为而非仅依靠想法或评价的转变，帮助癌症患者抗击抑郁。目前，有两种经实证支持的治疗方法能够帮助患者付诸行动：一是行为激活，二是问题解决疗法。

（一）针对癌症患者的行为激活

行为激活（behavioral activation，BA）和问题解决治疗等基于实证的干预措施适用于各种严重程度的抑郁症状；它们同样适用于短期治疗，包括亚临床抑郁的癌症患者、患者痛苦与日常生活特定问题相关的情况，以及只要问题解决，痛苦就可能减轻和消失的情况（Mynors-Wallis & Lau，2010）。许多癌症患者并未表现出明显的认知偏差，因此可能更容易接受对轻度至中度抑郁的快速缓解。对于更严重的抑郁症，贝克的CBT方法会通常采用活动安排验证患者的抑郁性评价（Beck & Rush，1979）。BA源自心理学中更偏向行为传统的分支，通常不涉及认知的内容，而更关注认知的功能。由于癌症患者中认知扭曲并不常见，BA在多数情况下可能更简单直接地满足患者需求。

BA聚焦于两种可能导致抑郁的行为和认知模式：回避痛苦和没有正强化体验。癌症患者的抑郁情绪有时是因癌症及其治疗导致日常活动被中断。简短且聚焦的BA可以帮助患者重建良性循环，恢复日常活动。面对疼痛、疲劳、缺乏休息或认知受损等情况，治疗师会帮助患者调整活动规模至可接受的起点，同时培养对生活不便的接纳。Richards（2010）描述了如何由经验较少的CBT治疗师提供这种低强度的干预。BA是一种系统性的治疗方法，旨在帮助人们参与或重新参与那些因抑郁而受损的愉悦和必要的日常。Hopko等已将BA整合到针对癌症患者的短程治疗中（Hopko等，2003；Hopko等，2008）。

实施BA的步骤如下。

（1）治疗师需向患者解释抑郁产生的原理，特别是它与日常活动的丧失或中断以及回避行为之间的关系。

（2）评估哪些日常活动可能带来愉悦感，以及哪些是必要或有意义的。

（3）制订一个活动等级表，从最易于参与的活动到最具挑战性的活动。

（4）在两次咨询之间，选择患者有可能完成的活动，确保活动的合理性和可行性。

（5）利用活动安排表（访问 www. psychologytools. com）明确活动的具体时间、日期和方式。

（6）识别并解决可能遇到的障碍，包括认知、身体和精力上的限制，以及癌症和治疗的影响。

（7）与患者讨论参与活动可能带来的积极效果。

（8）在下一次咨询中回顾活动的完成情况。

（9）在后续咨询中制订新的参与策略。

（10）验证患者在活动前的预测是否有帮助，观察患者在活动过程中遇到的困难是否与他们的预期相符，这类似于一种行为实验（Bennett-Levy 等，2004）。

（二）个案示例

June 是一位 56 岁的女性，患有多发性骨髓瘤，时常遭受剧烈的骨痛。她离婚后与 19 岁的儿子同住，儿子有全职工作。June 患病已近 5 年，目前依靠残疾补助生活。近期因骨折和疼痛加剧，她退出了社交圈，不再散步或外出。她的情绪变得易怒，并担心这会影响与儿子的关系。她的抑郁程度被评估为轻度至中度。June 有很多优点，如幽默感，且在处理癌症方面她非常机敏、接纳和智慧。她的剧烈疼痛目前已得到控制，得益于肋骨骨折的愈合和姑息治疗团队提供的止痛药物。然而，她的情绪仍然低落，参与愉悦和必要的日常活动已经减少。June 正在接受化疗，她的日常生活要围绕着化疗时间安排，这个时间还包括去医院做康复的时间。治疗师向 June 解释了情绪与活动之间的关系,以及癌症对生活的限制和癌症与抑郁之间的关系。然后,他们开始聚焦 June 如何重启生活,确定可以带来愉悦感的行为、必要的日常(如个人护理、锻炼、饮食)以及有意义的行为(如改善与儿子的关系)。June 选择了以下行为。

(1) 与一位几周未联系的好友通电话。

(2) 设定早上 7 点的闹钟,起床后煮咖啡、烤吐司、沐浴更衣。

(3) 由于疼痛已减轻,每天散步 10 分钟。

(4) 与儿子坦诚交流,解释因骨痛导致的易怒情绪,并尝试改善他们之间的关系。

在确认并解决可能遇到的障碍后,June 带来了接下来的一周化疗期间的活动计划表。记录显示,她已经与朋友通了电话并约定喝咖啡,散了 2 次步,每次 10 分钟,并且与儿子进行了一次富有成效的对话。在谈话中,儿子表达了对她疼痛的担忧,以及害怕失去她的感受。这次干预有效改善了 June 的情绪。

(三) 在行为激活中注入意义感和价值观

通过将行为激活(BA)和问题解决与患者的生活价值和意义联系起来,可以提升患者参与这些治疗方法的动机和意愿。价值和意义是 Victor Frankl(1986;1992)和 Irvin Yalom(1980)工作的核心,他们还提出了其他与临终患者工作的方法(Breitbart 等,2010; Breitbart & Poppito, 2014)。在 CBT 传统中,特别是 ACT 出现后,价值观被视为语言构建的动力、内在的意义来源和行动的指导(Dahl 等,2009; Hayes, Villatte 等,2011; Villatte 等,2016)。以价值观为导向的行动有助于形成一个自主的良性循环。

有许多资源可以帮助治疗师评估患者生活中的价值和意义(Dahl 等,2009; Wilson 等,2010)。在 www.psychologytools.com 上可以找到一张帮助患者明确个人重要价值观的工作表示例。这张基于 ACT 的工作表旨在激活患者的动机并指导治疗计划,它是公开的,由 Wilson 等改编(2010)。重要的生活价值可能包括"为了家人我要好好生活""成为朋友""作为公民和邻居也要好好生活"以及"帮助他人"等。其他生活领域可能涉及灵性发展、健康行为、娱乐活动、工作和为他人服务。值得注意的是,价值观与目标不同,目标可能有终点,例如:"我想变得足够富有,可以提前退休。"而价值观是永无止境的,任何朝向价值观方向迈出的每一步本身就是践行价值观。这是一个需要不断滋养的过程,并在我们意识到因回避或参与偏离真正重要事物的行动而远离它时应当重新投入。

将患者的优势和价值观与行动联系起来需要在考虑癌症限制的前提下一点点实现。Villatte 等(2016)提供了关系框架理论(RFT)的临床应用,包括他们所称的等级框架,这对于癌症患者尤其适用。特别是对那些因癌症及其治疗而失去某些身体功能或受到限制的患者,可能会从有意义的行为干预中受益。体验式练习,如换位思考和等级框架,可以帮助个人将价值观与符合价值观的具体行动联系起来,从而促进患者参与行动。具体步骤如下。

(1)建立与自我体验的联结。

(2)明确价值观。

(3)描述与这些价值观相符的行为。

(4)描述在时间、金钱和资源无限的情况下有价值的行为。

(5)缩减时间、金钱和资源,找到在此时此地,没有金钱和其他资源的情况下可以体现价值的方式。

(6)确定现在、此刻可能的具体行为。

即使不是非常熟悉 RFT,有经验的 CBT 治疗师也可以有效地利用 ACT 的强大技术(Villatte 等,2016)。Matthieu Villatte 博士在实践基地（www. practiceground. org）上提供 RFT 培训，包括与癌症工作相关的临床应用。

对于像 Sally Klipsten 这样的患者，她希望自己是一个慈爱的祖母，但由于精力和时间的限制，她感到除非恢复到以前的状态，否则就无法成为一个好祖母。尽管时间有限、精力不足、疼痛加剧，她仍然做出了一些努力，但自己却觉得不够。以下是针对这些过程的对话。

治疗师：你说自从被诊断出癌症后，你就觉得自己无法成为理想的祖母了？

Sally：是的，我担心自己无法参加他们的毕业典礼或婚礼，孩子们长大后甚至可能都不会记得我。

治疗师：所以对你来说，被记住很重要，对吗？

Sally：是的，还有错过与他们共度的时光。我们一家人在节日里都会聚会。孩子们在城里时，我们会在圣诞节或复活节一起参加纪念活动，共同庆祝。我本来希望能很快退休后和孙子、孙女们一起去参加他们的体育比赛和其他活动。但现在我做不到了，他们会忘了我。而且，我现在太累了，即使活着也没法做想做的事。

治疗师：你觉得怎么才能被记住？

Sally：我想是通过在一起的时刻，通过照片或视频之类的。

治疗师：是的，我认为这些是我们记住生活中重要的人的好方法。你愿意和我一起做一个简单的想象练习吗，一个小小的引导式想象练习，我们可以一起做，所有人？（Sally 的丈夫也在咨询室里）

Sally：可以，当然。（丈夫也同意）

治疗师：（像之前的例子一样介绍正念，坐定在椅子上，保持自信的姿势，专注呼吸，注意自我体验。然后邀请患者和她的丈夫睁开眼睛，把注意和觉察带回房间）好的，你说和儿孙在一起的记忆对你很重要。那具体是什么呢?

Sally:嗯,我想我就是爱他们,想让他们知道奶奶爱他们并且和他们好好在一起。

治疗师:如果你有世界上所有的时间,所有的钱,你会如何展示你的爱并和他们在一起? 你会做什么?

Sally:哦,我会参加他们所有的比赛,参与他们所有的人生大事。我会拥抱他们,亲吻他们,告诉他们所有人,奶奶相信他们。(她的眼中含着泪水)我会经常邀请他们来吃晚餐,我本来很会做饭,但现在真的做不到像以前那样。我们会支付他们所有人的大学教育费用(笑着看着丈夫,他点点头)

丈夫:但我们没有那些钱。

治疗师:是的,当然,但我们现在说的是如果有无穷的时间和无数的钱,对吗? 如果现在你还有 6 个月,我不是说你一定有。我不知道,也没人知道。但让我们先这样假定:你有 6 个月的时间,但没有比你现在更多的钱。你会做什么来成为你想成为的妈妈和奶奶?

Sally:我想我不能支付他们的大学费用,没有精力去参加他们所有的比赛,也不能为大家做晚餐。

治疗师:那么,假设可以做一点点,比如你坐在这里,孙子、孙女在房间里。你能做什么来展示你的爱?

Sally:我可以说"我爱你""我相信你"。我可以给他们一个拥抱和一个吻。

治疗师:我明白了。这些记忆是如何形成的?

Sally:我想是通过拥抱、亲吻,"我爱你"和"我相信你"这些言语。虽然我不能做晚餐,但可以做一些饼干,邀请他们过来。

治疗师:所以即使情况如此,要成为一个慈爱的祖母可以现在就做,对吗?

Sally：是的。

治疗师帮助 Sally 与她的孩子，尤其是和孙子、孙女创造美好的时光，尽可能留下持久的记忆。比如祖孙一起过夜的视频和照片，以及其他可以留下的物件，让她觉得可以被孩子们一直记得，并为此感到一种现实的安慰。同时也让她理解，即使生活中仍然会有悲伤和即将到来的离去，也可以从中获得更多的活力。

在上一章中，我们对 Elvira 进行了个案概念化，她不仅受到疾病的限制，还受到经济和婚姻的束缚。长期以来形成的顺从和过分回避冲突，限制了她获得更广泛和更灵活的行动能力和问题解决能力。治疗师感觉到这些限制在 Elvira 自己身上或婚姻关系中都挺难改变。由于我们的治疗通常很简短，并且专注于解决或管理当前的挑战，我们需要在他们所处的个人和社会环境的局限内工作。这也需要治疗师的灵活性、创造性和接纳能力。治疗师与 Elvira 合作，把主要问题设为实现与女儿和孙子、孙女建立更频繁的个人联系。Elvira 开始学习如何在手机上使用视频电话定期和他们通话。她和女儿找到了共同支付旅行费用的方法，预订了为期五天的行程，与其他家庭成员也会在行程中团聚。而她的丈夫留在家中，她承认丈夫想和她暂时分开，保持距离。

ACT 教导我们，一个人最看重的东西背后是痛苦。ACT 有个说法是："在你的价值观里有你的痛苦，在你的痛苦中有你的价值观。"对于 Todd Colvin 来说，从面壁到转身，重新与妻子和孩子建立联结充满了痛苦。面对与妻子相聚的时光可能非常有限的现实，他无法坦然地看向她。在与孩子的相处中，他也会时常感到深深的悲痛和恐惧，因为他知道他可能不会在他们的人生旅程中好好地保护他们和引导他们。Todd 有许多优点，包括对家庭的忠诚和爱，职业操守，荣誉感和正直，相信朋友、公共服务和教会的重要性。通过利用这些优点制订以价值观为导向的行动计划，他就可以放手解决问题，处理身后事，并在余下的时间尽可能充实地生活。在 Todd Colvin 的案例中，治疗师要直接与 Todd 和他的妻子共同解决问题，共同制订行动计划，确保在他可能因癌症去世的情况下家庭的经济安全。他的妻子生下第一个孩子后放弃学业，现在她选择重返学校进修，未来她将成为一名会计师。Todd 对此感到宽慰，因为他知道虽然没有留下一笔财富，但他娶了一位有谋生手段并能让生活变得兴旺的女人。他为他的长子制作的视频，里面有对他的想法和期待，这个视频会在两年后儿子高中毕业的那一天播放，同时还安排了自行车骑行，家庭团聚之旅，以及一些日常生活的小乐趣。除了苦乐参半的境遇，抑郁并不会在旅途中和 Todd 始终形影不离。

(四) 问题解决策略

如果抑郁与日常问题有关，且患者的反刍思维和退缩行为不太严重，问题解决治疗（problem-solving therapy, PST）的策略尤为适用。对于许多表现为亚临床抑郁的癌症患者，尤其当抑郁主要源自癌症相关问题时，PST 可以作为首选治疗方法。利用之前提到的杂耍者比喻，我们可以正常化生活中的问题并让患者重新参与问题解决。PST 是一种手册化的治疗，其格式很容易适应癌症患者。

问题解决治疗（PST）是认知行为治疗（CBT）早期发展的一部分（Spivack 等，1976），并已发展成为有效治疗抑郁症和健康问题（包括癌症）的方法（Schwartz 等，1998；Nezu 等，1999；Perri 等，2001；Nezu 等，2005）。PST 还作为人际效能技术体现在辩证行为治疗（DBT）的核心技能中。英国心理治疗绿色通道（Improving Access to Psychological Therapies, IAPT）计划将问题解决治疗作为抑郁症的低强度治疗,受训人员也不必拥有博士学位。英国国家临床卓越研究所(National Institute for Clinical Excellence, NICE)的抑郁症临床实践指南(2009)也将PST"作为对轻度至中度抑郁障碍患者适合的干预措施"(Mynors-Wallis & Lau, 2010,第151页)。

通过评估和定义问题列表中的具体问题,PST技术可以直接用于个案概念化。在人们被各种问题搞得晕头转向,或者个人对自我的看法导致回避或解决无效的情况下,PST可以提供一套简单的策略,可以在仅有的几次会谈中实施。它也符合我们帮助人们找到另一种看待自我和环境的观念,这种观念有助于解决问题、接纳问题和面对挑战时减少痛苦。使用杂耍者比喻(第二章)可以解释当困难数量超出情绪认知资源所能承受的限度时,问题解决的努力将变得无济于事。反过来,如果使用得当,PST技术可以帮助我们感觉有能力参与行动并产生效果。

Mynors-Wallis和Lau(2010)曾对问题解决治疗(PST)做过简洁明了的描述。他们不仅清晰地定义了问题,还展示了痛苦与问题之间的联系。问题是指那些导致痛苦以及可以通过改变策略来解决的情境。拒绝接受现实,例如"我只想让这消失",并不是一个可行的目标。同样,"我希望医生可爱一点"也不是一个可处理的问题,因为这不受患者的控制。将问题定义为"我想找到方法与医生合作并有效地工作,即使我不太喜欢他或她"则是可行的。然后,患者和治疗师明确聚焦一个关键问题,关注问题发生的时间、地点和涉及的人员。人际问题在问题中并不少见,包括与肿瘤团队、家人、同事、老板或朋友的沟通困难。其他问题还包括处理癌症带来的限制:例如,在不增加痛苦和疲劳的情况下可以进行多少运动,如何在癌症和治疗影响性功能时实现和提供性满足,如何应对随访之间的不确定性和等待。

一旦问题确定,患者和治疗师就开始寻找一系列可能的替代性解决策略,而不必先预测哪些会奏效。在列出一个清单后,治疗师和患者为每个可能的解决方案做利弊分析,评估每个可能的策略,选择最有可能的一个。然后进行计划,描述如何实施,包括预测潜在障碍以及思考相应的解决方法。在随后的会谈中,评估该策略是否实现了预期效果,然后可以根据需要进行修改。在治疗师和患者之间要有一种态度,即把生活中的问题看作是正常的,只是需要用好奇心和创造力来面对的挑战。我们要创造各种策略、按优先级排序、分别实施,并根据结果验证它们的效果。

(五) 有"放射性"的女士

Sylvia Janes 是一位 32 岁的已婚女性,最近被诊断患有卵巢癌,目前正在进行放射治疗。她和丈夫 Hugh 没有孩子。由于担心她可能患有抑郁症,她被转介接受治疗。PHQ-9 评估显示她有中度抑郁症状,Sylvia 在访谈中也表达了尽管对医疗团队和治疗方案充满信心,但她自诊断以来一直感到担忧。她已经完成了 6 次治疗,还有 24 次治疗未完成。她的主诉是感到孤独,包括与丈夫的隔离,她提到丈夫一直在回避她,不再与她有身体接触,也不再像过去那样安慰她。她提到丈夫曾问她治疗是否会有放射性危险,感觉他在避免与她接触,最近他们开始分房睡。她告诉丈夫自己的辐射没有危险,但丈夫还是疏远她。尽管有朋友和其他家人的支持,Sylvia 还是感到越来越孤独,她非常依赖丈夫 Hugh,他们曾是亲密的伴侣。

Sylvia 的抑郁症状是最近才开始的,而且是首次发作。失去丈夫的支持,以及丈夫不再触碰、亲近或理解她似乎是主要的触发因素。她没有表现出抑郁症的典型认知特征,例如明显的认知偏差或扭曲。她说丈夫是一个有爱心但简单的人,不愿意听她谈论放射治疗的安全性。Sylvia 将问题定义为失去了丈夫的理解和身体亲近。虽然这个问题不完全在她的控制范围内,但她希望能努力接近丈夫。治疗师探讨了 Sylvia 已经尝试过的策略,包括告诉丈夫自己没有放射性,但没有效果。于是,治疗师和她一起考虑了一些其他的替代策略。

(1) 请丈夫与放射肿瘤科医生谈谈。

(2) 让肿瘤科工作人员推荐一些在线资源给丈夫看。

(3) 请丈夫与另一个曾接受放射治疗的家属谈谈。

在评估每个备选方案的利弊时,Sylvia 认为她丈夫有点害怕肿瘤医生,但她认为,如果是其他人,可能就会沟通顺畅。治疗师和 Sylvia 列出了肿瘤团队中的每个人,发现有一位特别善良又务实的护士可能会被 Hugh 接受。于是治疗师邀请该护士加入会谈,她也很乐意与 Hugh 和 Sylvia 以及治疗师见面。知道丈夫会在本周晚些时候带她来医院,于是 Sylvia 与治疗师进行了角色扮演,学习如何请求 Hugh 谈论他的担忧。在他们事先都同意与护士会谈的前提下,并在 Sylvia 征求 Hugh 同意后,Hugh 说出了他的担忧。护士明确地向 Hugh 和 Sylvia 保证,Sylvia 没有放射性,而且对他们两人来说,在这种情况下,身体和情感上的亲近是"越多越好"。在护士和治疗师之间的后续咨询中,Sylvia 的情绪有所改善,因为她和丈夫之间的关系也变得更加亲密。

这个案例展示了处理与癌症相关的抑郁症时的多个维度,还说明即使在长期幸存者中,抑郁症也可能是首次发作。

(六) 变成石头的男人

在成功战胜癌症多年后,部分幸存者仍可能遭受抑郁症的困扰。以 57 岁的 Richard Kelly 为例,他在 20 多年前接受了鼻咽癌的手术治疗及全头放射治疗,并首次寻求心理咨询。手术导致他出现言语和语言障碍,这与舌部、颚骨及硬腭切除有关。术前,他已失去所有牙齿并接受了全头及颈部的放射治疗。尽管如此,他不仅存活下来,还坚持从事一份对体能要求极高的全职工作,抚养两个儿子成人,他曾在孩子小的时候离婚,之后又再婚,并保持严格的锻炼习惯,目前在一家冰箱制造厂担任线长。然而,20多年后的今天,治疗带来的长期影响开始对他的身体和情绪状态造成损害。全头及颈部放射治疗引发的神经病变导致肌肉收缩和组织硬化,引发剧烈疼痛。所有接受放射的区域均受影响:头部、颈部、喉咙及上背部。近三年来,Richard 的肌肉日益紧绷、硬化并出现结块。他的按摩治疗师表示:"从未见过如此紧绷和硬化的肌肉。"他自述:"我感觉自己正在变成石头。"此外,由于放射治疗的长期效应,他的吞咽功能也日益困难,即使是小块食物也容易噎住。这导致他的饮食受限,剥夺了他进食的乐趣,只能喝汤和其他流质食物以及鸡蛋和软食。

持续的疼痛和肌肉收缩使他在夜晚疲惫不堪,回到卧室他时常感到沮丧和易怒。近期,他根据家庭和医疗休假法(family and medical leave act, FMLA)请了比较长的病假。如今,他不再看重工作带给他的价值,如自尊、独立、经济收入、生活意义和社会交往。他曾以蔑视癌症、坚持锻炼为豪,但现在这一切不再确定。尽管癌症影响了他的面容和言语,但他一直为保持健壮的身体感到自豪。如今,他看着镜子里的自己说:"我看到的是一个被摧毁的老人。"他无力像以前那样与孙辈共度时光,照顾年迈的父亲,或与妻子享受生活。他有强烈的生存意愿,却越来越多地想象自己坐在轮椅上、奄奄一息的样子,并最终因治疗的长期影响而去世。Richard 对无法获得关于自身医疗状况的明确信息感到不安,而且疼痛管理团队、姑息治疗团队及其他医疗服务者之间在如何最佳管理疼痛和生活质量问题上存在分歧。心理治疗主要集中在这些问题上。

(1) 接纳癌症治疗导致的累计性身体损伤。

（2）接纳医疗上长期幸存中的未知因素，以及医疗团队迄今为止还从未看到过像他这种已经远离癌症多年还会如此担忧的情况。在这个意义上，团队要努力帮助他不要总想着自己会最终坐在轮椅上死去。

（3）与Richard一起解决问题，帮助他选择由姑息治疗团队负责的疼痛管理策略。

（4）帮助Richard制订一个生活计划，包括按摩治疗（姑息治疗专家推崇的）、瑜伽和正念冥想。

（5）会谈中做正念练习，包括使用呼吸正念来创造暂停的时刻。

（6）对自我过程做工作，帮助Richard发现在他日渐衰弱的身体中仍然存在着智慧和仁爱。

（7）对生活中有价值的事情按重要性排序。这为问题解决打下基础，帮助他从工作中退下并接受残疾的状态。虽然这会丧失收入、独立、社会接触和意义，但也创造了更多机会来保存精力，保护自己免受过劳的影响，还可以和妻子、孩子、孙子、孙女和年迈的父亲共度美好时光。

小　结

本章探讨了癌症患者抑郁症的多样化表现，既包括符合DSM标准的患者，也包括处于亚临床抑郁的患者。旨在协助患者适应因癌症对身体造成的影响而产生的抑郁情绪。癌症相关的抑郁症跨诊断模型为临床医生提供了一系列干预措施，涵盖全谱系的患者需求。这些措施包括处理抑郁性信念，帮助患者建立更有弹性的自我认知，打破消极的反刍思维，并鼓励患者积极参与有意义的日常活动。

要　点

（1）与一般人群中的抑郁症相比，癌症相关的抑郁症更为常见，且在某些方面表现出不同的特征：例如，认知扭曲可能不那么明显，但感觉到的压力、孤立无援和绝望感可能更为强烈；与适应困难相关的亚临床症状可能更常见；癌症引起的身体症状与抑郁症的评估和治疗紧密相关。

（2）快速筛查抑郁症是必要的，常用的筛查工具包括 ESAS－R 和 PHQ－9。这些工具有助于将临床访谈的重点放在抑郁症的跨诊断特征上，以便进行有效地询问和干预。

（3）抑郁症的认知内容干预策略要灵活地根据患者具体情况调整。

（4）针对有问题的认知内容，采取一系列干预措施，从温和的试探到认知重构，再到能够迅速改变患者与认知关系的体验性干预。

（5）反刍思维是一种有害的心理过程，需要在认知和行为层面进行评估和干预，帮助患者在反刍思维出现时能够识别并选择将注意转移到外部，重新参与当下必要、愉快或有意义的活动。

（6）关注自我过程至关重要，这能帮助患者唤醒并强化"自我有能力应对癌症"的认知，从而在直面困境时活出生命的意义。

（7）即使患者之前没有参加过正念认知治疗（MBCT）等项目的经验，正念体验性练习也可以整合到个体和伴侣会谈中。这些练习包括引导式想象和包括呼吸在内的五感活动，它们可以帮助患者暂时缓解痛苦，接近内在自我，坚持参与，保持斗志。

（8）两种实证支持的低强度干预措施可用于癌症患者：一种为恢复日常的行为激活，另一种是促进有效解决问题的问题解决疗法。

第七章 癌症患者的焦虑治疗和干预

　　尽管约 65% 的癌症患者在接受诊断后有望生存五年以上(Stanton 等,2015),然而,每一位癌症幸存者仍生活在疾病复发和死亡的阴影中。癌症不仅对个人的生命和自我感构成严重威胁,治疗及其副作用也给患者带来了极大的压力和不确定性,使得癌症成为临床显著焦虑滋生的沃土。焦虑是新诊断癌症患者中最常见的心理问题,尤其是在经历疾病复发期间的患者。与抑郁症共病的情况下,大约有 1/3 的癌症患者(Moorey & Greer, 2012; Jacobsen & Andrykowski, 2015)可能会产生明显的痛苦。癌症相关担忧是普遍存在的,其程度取决于诊断的性质、治疗阶段以及个体的患病经历。临床医生需对临床和亚临床焦虑进行干预,后者主要是适应性问题,也是最为常见的类型。

　　焦虑本质上源于恐惧。体验恐惧的能力在进化上是对威胁的适应性反应。贝克的理论与进化心理学和生物学有相互的联系,在某种意义上,对威胁的高敏感具有适应性优势,它激发生物体发出警报、集中注意并准备应对,通过战斗、逃跑或冻结反应来处理威胁。与恐惧相比,焦虑持续时间更长(Clark & Beck, 2012),并受到人类特有的心理和认知过程的影响。贝克及新的 CBT 模型均指出,恐惧与焦虑之间的关键区别在于人类语言(Beck & Emery, 1985; Eifert & Forsyth,

2005；Villatte, Hayes 等，2011；Clark & Beck, 2012）。这种独特的人类语言能力使我们能够预测并有效规划未来的威胁与机遇。然而，这也为人类带来了特有的困扰（Hayes, Villatte 等，2011；Kabat-Zinn, 2013）。我们能够想象未来，并对这些想象、个人想法、身体感觉和情绪产生恐惧，这导致了一种持续的威胁感。动物在威胁消失后会关闭恐惧系统，而人类却可能因心理威胁而让恐惧系统长期处于激活状态（Sapolsky, 2004）。

对于某些患者而言，癌症的诊断会使他们原本存在的慢性应激状态进一步恶化，导致体内激素大量分泌，进而影响了睡眠、食欲、情绪、注意力和问题解决能力。在某些情况下，这些影响可能会在康复期持续存在。而对于其他患者，应激和焦虑的反应可能是短暂的，如对癌症诊断的即时反应，或是面对手术、放疗或化疗时的反应。同样，恐惧的唤起可能是间歇性的，例如在复查时，或在等待扫描和其他检查结果期间被再次激发。与一般人群相比，经历过癌症治疗的患者更易出现医疗恐惧和创伤后应激障碍的症状（Jacobsen & Andrykowski, 2015；Salmon 等，2015）。这些焦虑问题还可能影响患者对治疗的依从性，比如对监测和随访的参与。

若以贝克的认知模型作为理解焦虑障碍的起点，我们会注意到它确立了一个看似简单明了的原则：焦虑是对威胁的评估与个人对自身应对能力相信程度的函数。贝克的模型产生了"焦虑方程"的发展（Salkovskis, 1996a；Butler 等，2008；Wills & Sanders, 2013），该方程如下：

$$\text{焦虑} = \text{感知到的} \frac{\text{威胁发生的可能性} \times \text{代价 / 可怕程度}}{\text{应对能力} + \text{获救因素}}$$

在贝克的模型中，焦虑方程的分子部分，即"感知到的威胁×感知到的代价/感知到的可怕程度"通常涉及对威胁的误判或高估。个体在患癌症时，尽管可能存在误判和认知偏差，但威胁本身往往是极其真实的。癌症确实构成了存在性威胁，其治疗即便能够挽救生命，也可能是令人畏惧且代价高昂的。因此，在癌症相关的焦虑中，焦虑方程的分子通常会较高，而且并不一定是由高估所致。癌症患者中也可能出现其他焦虑障碍中的认知偏差，例如灾难化、轻率下结论、选择性注意、过度警觉、情绪推理和全或无思维(Clark & Beck, 2010; 2012)。

除了对思维和想象中威胁的误判，个人还可能通过参与有害的"过程"，如无法控制的担忧，来对癌症做出反应。担忧是人类的天性，尤其在收到癌症诊断后更是难以避免(Levin 等, 2010)。然而，某些担忧形式可能会变得持久，引发极大的痛苦(Borkovec, 2006; Wells, 2009)，并可能导致长期的应激状态。正如之前关于抑郁症的章节中的案例所示，反刍思维和担忧有许多相似之处，它们都可能在抑郁和焦虑障碍中出现。简而言之，担忧通常关注未来，而反刍思维则聚焦于过去。恐惧的内容以及持续的担忧"过程"都会加剧心理和生理的痛苦，阻碍有效的问题解决和应对，并加深孤独感和无助感。如前所述，越来越多的证据表明，Wells(2009)描述的担忧形式与癌症患者的焦虑障碍和抑郁障碍有关(Cook 等, 2015)。因此，在认知行为治疗(CBT)中针对这些过程进行干预至关重要。

在现代 CBT 理论和技术中，心理学的研究成果日益丰富，助力人们更加充实地生活，这些内容将在本章中进行探讨。虽然贝克的模型在治疗癌症患者时提供了基础，但新的 CBT 模型已经提升了治疗焦虑的科学性、理论深度和技术能力(Eifert & Forsyth, 2005; Borkovec, 2006; Robichaud & Dugas, 2006; 2009; Forsyth & Eifert, 2008; Hayes, Villatte 等, 2011; Mansell 等, 2013)。当认知内容和过程出现偏差时，我们需要对焦虑方程的分子进行评估和干预。为了评估患者对威胁的估计，我们会帮助患者获取关于他们的疾病、预后以及治疗选择的信息。治疗师可能还需要代表患者与治疗团队沟通,或协助患者更有效地与治疗团队合作。当患者的威胁估计被夸大时,系统性的认知偏差加剧焦虑并阻碍患者有效参与治疗时,我们会针对这些偏差处理认知内容。

焦虑方程的分母表明,焦虑也是个人感知到的应对能力与相信获救可能性的函数。在癌症的情况下,获救因素可能包括治愈的期望或生命的延长。它还可能涉及灵性或宗教上的安慰感,相信药物对疼痛和恶心的效果,对医疗团队的信任,以及来自他人的支持(包括伴侣、家庭成员、朋友、同事和灵性团体)。在治疗癌症患者的焦虑时,我们的主要工作是帮助患者增加分母值。我们利用本书中的原则来做两件事:首先,帮助患者增强应对癌症威胁和相应代价的能力;其次,帮助患者增加社会、医疗和其他形式的支持,让他们在面对困难时感受到坚实的后盾。

维持焦虑并促进和保持恶性循环的过程包括:

(1)对威胁的误判;

(2)不能忍受的不确定性;

(3)思维上和想象中的过度担忧;

(4)对内部和外部威胁线索的选择性关注;

(5)对当下感知的能力受限;

(6)对个人应对威胁资源的低估;

(7)回避个人体验;

(8)痛苦忍受能力有限;

(9)问题解决策略无效。

当我们聚焦患者应对焦虑的临床策略时,要使用第二章中描述的原则,具体内容如下:

(1)管理与患者的治疗关系;

（2）将心理教育融入治疗中，使患者的恐惧正常化，并为接纳和（或）改变奠定基础；

（3）处理威胁评估、认知偏差、难以忍受的不确定性和过度担忧；

（4）通过正念和接纳练习帮助患者回到当下；

（5）培养痛苦忍受和情绪调节的技能；

（6）接近并发展具有韧性的自我过程；

（7）在面对威胁和不确定性时，通过积极参与生活寻找并建立意义和目的。

并非所有维持因素在每一个案例中都会出现，也并非所有的临床策略都适用于每一个案例。治疗师需要根据每个患者的具体情况来选择治疗目标、相应的核心过程和干预措施。

一、 处理治疗关系

使用筛查工具，如 ESAS - R 和广泛性焦虑障碍量表（generalized anxiety disorder 7，GAD - 7），以及其他治疗团队成员提供的材料，可以让治疗师在初次会谈中就能聚焦患者的问题。如果需要，可以通过宾夕法尼亚州立大学担忧问卷（Meyer 等，1990）或元认知问卷（metacognitions questionnaire 30，MCQ - 30）（Wells，2009）进一步地评估。对患者进行评估时，还需要向患者解释可用的治疗选择及其证据。虽然本书的重点是心理治疗，但药物治疗也是处理抑郁和焦虑的常见选择。应始终考虑患者可能偏好其中一种治疗，或者两者的结合。对于即将面临诊断和医疗程序的患者，尤其是那些痛苦耐受有限的患者，至少短期内使用抗焦虑药物和（或）选择性 5 -羟色胺再摄取抑制剂或其他抗抑郁/抗焦虑药物可能会有显著帮助。同样，当严重的睡眠困难影响适应功能时，短期使用药物可能对治疗起到有价值的辅助作用。建议与肿瘤团队合作处理药物问题。肿瘤学家、精神科医生、医师助理或具有博士学位的护士①都可以开具抗抑郁或抗焦虑药物。

在临床访谈中,治疗焦虑障碍时使用的引导式发现和苏格拉底式提问的原则与治疗抑郁症时相同。治疗师对患者的关心和陪伴患者经历整个癌症过程至关重要。对于一些患者来说,有一个可以公开谈论癌症的地方本身就是一种解脱,也是对引发恐惧线索的一种暴露。如果在 GD/SQ 过程中治疗师没有足够关注患者的感受,且会谈进行得太快,焦虑患者可能会出现情绪失调(Butler 等,2008)。虽然在与癌症患者合作时需要识别出患者对自身体验的逃避现象,但我们更多看到的是他们沉浸在恐惧的状态中。与非癌症患者的临床焦虑表现相比,癌症患者通常每天都沉浸在产生恐惧的情境中,就像被投入大海深处一样,这不仅是因为癌症的诊断,还因为治疗本身的影响。平衡情绪的暴露和抑制是很重要的。因此,虽然开始评估患者核心的恐惧和认知至关重要,但会谈的进度必须考虑到患者每时每刻的情绪调节能力。在这个过程中要认识到:治疗师的认可,以及在安全的人际环境中表达情绪和理解体验,本身就可以促进许多患者的情绪调节能力和安全感。

以下案例体现了阻碍患者与医疗团队合作的过程。此外,还强调了影响治疗参与的挑战。

Adriana,一位 45 岁的女性,刚被确诊为卵巢癌Ⅲ期。她长期逃避非紧急医疗检查,原因在于 22 岁时的一次术后经历给她留下了深刻的印象。她当时接受一场阑尾手术,给她留下了痛苦和恐怖的记忆。她感到医疗团队对她不够关心,且对于她将承受的痛苦未真实告知。这次经历给 Adriana 留下了深刻的负面影响,导致她在接下来的二十多年里没有进行过任何体检,直到卵巢癌的症状变得无法忽视。

---

① 符合美国医疗体制,国内不适用。

如今，Adriana 面临严峻的医疗挑战，对自己未能在疾病较早、较易治疗阶段寻求帮助感到自责。对于即将到来的手术，以及可能的放疗和化疗，使她在首次会谈中表现出极度恐惧。她表达了对疾病的无力感、对医院环境的恐惧，以及对医生不理解她忍受疼痛能力的担忧。治疗师意识到，治疗中的任何失误都可能让 Adriana 感到羞耻，并破坏治疗合作关系，尤其是考虑到早期手术对她的影响，以及对医护人员的不信任和误解。因此，治疗师认可了 Adriana 的担忧，理解她逃避医疗帮助的行为。基于患者的经历和现状，治疗师表达了对她恐惧逻辑的理解，并协助她与医疗团队保持积极沟通，帮助她一边面对恐惧，一边坚持癌症治疗。

维持 Adriana 焦虑的恶性循环包括如下：

（1）回避体验和痛苦忍受能力有限；

（2）对自己应对危机的能力缺乏信心；

（3）认为自我"脆弱无力"；

（4）包括灾难化在内的认知偏差；

（5）在这场考验中，对医疗团队作为安全与保护的信任有限。

二、 心理教育

在前一章关于治疗抑郁症的内容中，我们重点探讨了如何协助患者理解心智运作，以及如何将他们的痛苦正常化。这些策略同样适用于焦虑问题，因为许多患者缺乏行为心理专业的相关知识，不了解问题的本质，且可能对被贴上标签感到恐惧。以下是两个关键策略：第一，将恐惧状态（包括焦虑状态）正常化，有助于患者改变与恐惧的关系，促进他们接受和调节情绪。第二，与教授心智运作相似，针对焦虑的直接心理教育可通过隐喻和体验式练习来加强。正如第四章所述，在进行了充分的 GD/SQ 后，我们根据患者的个人体验构建个案概念化，并与患者分享。若我们能描绘出焦虑的恶性循环，包括患者如何通过回避而使得困难持续，我们就能为干预打下基础。本章后面的案例展示将对此进行讨论。

隐喻和体验式练习能够同时与人类的多重信息处理系统进行交互。认知主要以语言和推理形式编码，而意象、隐喻和练习能促使人们同时与大脑和内心进行对话。这种干预措施有助于正常化恐惧，使患者能更"友好"地与自身的威胁检测系统共处，而非与之对抗。我们也希望减轻患者的羞耻感，即她/他们无意间让自己的心理痛苦得以维持。我们之前使用的"杂耍者隐喻"对于癌症患者的焦虑尤为合适。这个隐喻将焦虑正常化，让患者理解是各种挑战使生活变得没有余地和筋疲力尽。随着生活中要处理事务的增加，加上癌症及其治疗的要求，担忧和焦虑的加剧是可以理解的。该隐喻还强调了随着处理事项的增加，"杂耍者"的负担可能超出其能力范围。正如我们所描述的，提高"杂耍者"——即自我的能力，是治疗癌症相关焦虑的一个目标。

还有两种隐喻可以帮助患者将恐惧正常化，并解决焦虑问题，包括帮助患者明确他们对威胁的预期，同时增强应对威胁的能力。"雷达屏幕"的隐喻有助于处理焦虑中出现的紧迫的脆弱感（Riskind 等，2012）：

治疗师：想象一下，我们的神经系统内置了一个雷达屏幕。这是我们的自然预警系统，用来探测周围的危险并作出反应。一位飞行员在阿拉斯加的空军基地，负责监控雷达屏幕，以防来袭的导弹和轰炸机。雷达必须灵敏，但也不能过于敏感。它需要能够区分轰炸机和导弹，且不被麻雀等干扰。如果飞行员对屏幕上的麻雀也做出反应，整个空军基地很快就会因为过度反应而疲惫不堪。设想一下，我们会对这位飞行员说什么？

患者：不是所有东西都构成威胁。需要学会区分哪些信号值得关注，哪些可以忽略。

治疗师：那如果我们能找到方法来调整你恐惧雷达上的信号呢？

另一个隐喻是"城墙上的哨兵"，它也有助于患者以更温和的态度对待自身的威胁检测系统，特别是对于那些一直在与恐惧作斗争的患者，包括他们的思维、意象和身体感受。这个隐喻还可以为体验式干预打下基础，有助于患者培养应对威胁和焦虑的自我过程：

治疗师：Adriana，你提到过你不喜欢这些恐惧感，以及不断涌现的念头和意象。但如果你的恐惧不是敌人，不需要逃避或与之战斗呢？让我们一起想象一座城堡，它被高耸的城墙所环绕，每个角落都有瞭望台。城墙顶部有走道，哨兵在那里巡逻，监视森林中的任何危险迹象。哨兵的职责是保护城堡内的人。为了做好工作，他必须对任何异常迹象保持敏感。但如果他每次看到风吹草动都大喊"危险，危险"，会发生什么呢？一种情况是，他独自行动；另一种情况是，在喊出警告之前，他决定先下梯子，去将军的房间，将他所看到的情况征求将军的意见。如果你内心有一个哨兵，也有一个将军，我们想帮助那个哨兵知道何时以及如何对危险作出反应，何时以及如何放松呢？如果他学会在不确定如何处理所观察到的情况时，随时与城堡内的将军沟通，那会怎样？毕竟，哨兵只是在履行职责。他只需要一些帮助和训练，而任何优秀的将军都愿意提供支持。在这座城堡里，情况就是这样。

三、 处理焦虑的认知内容

针对焦虑相关的认知干预主要是对认知内容和过程的干预，关键在于识别哪些认知因素在维持焦虑中起主导作用。与焦虑相关的认知内容与抑郁症中的认知偏差相似,这些认知偏差通常是贝克疗法的核心(Moorey & Greer, 2012)。临床医生面临的挑战是帮助患者对现实情况评估威胁。生存曲线反映的是平均值,而不是针对个体。部分患者不愿了解生存前景,医生亦可能不想讨论此话题。患者可能对治疗持有极度悲观的信念,或对可能经历的后果准备不足。因此,作为行为健康顾问,应考虑患者的信念、肿瘤团队的沟通方式,以及治疗师处理不利信息的能力和意愿。通常,我赞同 Levin 和 Applebaum(2012)的看法,即让患者了解最佳、一般和最差的预后结果,以便更容易识别和处理认知偏差和扭曲。

在评估焦虑认知时,对意象的探讨尤为重要(Hackmann 等,2011)。例如,Caitlin Handley,一位 40 岁的已婚母亲,育有两子,正处于乳腺癌康复期,每 6 个月接受一次监测。她表示,每次就诊前 1 周,焦虑情绪就急剧上升,脑海中反复出现一个场景是:她躺在床上奄奄一息,孩子们因她的死亡而惊恐、悲痛。在探讨她的恐惧时,患者回忆起 11 岁时目睹父亲因癌症去世的经历,担心自己会遭受同样的痛苦。每次就诊前,她都特别害怕,担心听到自己即将去世的消息,担心孩子们经历她 11 岁时相同的痛苦,这种恐惧在每次见肿瘤医生前都会加剧。然而,与医生见面后,所有恐惧会立即消散,直到下一次就诊前 1 周再次出现。

若患者在对健康威胁保持现实的估计后仍然极度焦虑,治疗师可以转向专注于当前情境对患者个人意义的探讨,以及加强患者的应对资源,以便更有效地处理这些威胁。这实际上是对焦虑方程中"分子"和"分母"的同时干预。

对患者境遇的精确解释确实不能总是减轻他们在情绪或行为上的影响。我们还需深入探究这些境遇对患者而言所具有的深层意义。

<h2 style="text-align:center">个案示例</h2>

Wanda Dooley，45岁，已婚并育有两个孩子，两年前被诊断出患有结肠癌。经过手术和化疗后，应该每三个月回访一次，但一直未履行。如今，由于出现了症状，她回到癌症中心复查，并被确诊复发后，心情极度痛苦。面对一周后的手术，她感到恐惧，并因过去两年未回访而自责。她认为肿瘤外科医生会很生她的气。此外，她担心自己在手术后因恐惧和痛苦而无法承受，表示"这事儿我没法处理"。这种心态可能是一种认知偏差，表现为对医生情绪的误判和未来手术结果的悲观预测。让我们逐一分析，在Wanda的案例中，虽然外科医生可能对她未能进行术后监测而不满，但她也可能夸大了医生恼怒的程度或原因。我们帮助她进行换位思考，考虑医生可能的感受和想法，可能是一种有效的干预方法。同时，鼓励她直接询问外科医生是否生气也是一种有效的策略。面对即将再次手术的恐惧，对Wanda来说是情有可原的，因为她已经历过这一过程，对伴随的痛苦和恐惧并不陌生。然而，她可能过分夸大了自己对医疗干预的承受和处理能力的不足。正如我们所看到的，焦虑方程的两部分都值得探索，因为我们要在外科医生和手术两方面帮助她。

我们要让Wanda认识到，她既假设了手术的最坏结果，也低估了自己的应对能力。需要详细探讨她"我会发疯"的自动思维，这背后隐藏着对"我会疏远医护人员"的担忧。这种担忧似乎源于她对术后恢复期间可能面临的孤独、疼痛和不被理解的恐惧。她对疼痛的恐惧进一步加剧了她对上次手术后未能妥善处理疼痛的记忆：

治疗师：你能具体描述一下"我会发疯"是什么情况吗？

Wanda：哦，我可能会完全失控，住院部的医护人员肯定不想看到我那个样子。

治疗师：那"发疯"具体会是什么样子？如果能描述一下你想象中最糟糕的状态，那会是什么？

Wanda：嗯，你会看到我因为疼痛和没人帮忙而大喊大叫，怨天尤人。就像上次那样，护士会过来说"医生没有批准给你更多的止痛药"。

治疗师：明白了。所以听起来你可能会感到非常愤怒，对吗？我的理解是，你会有很强的愤怒感。

Wanda：非常非常愤怒！

治疗师：确实，这种情况是有可能的。但我也想象到你手术后躺在病床上，会感到害怕。害怕疼痛，害怕医务人员可能不愿意或不能理解并帮助你？（这是 DBT 中的第三级的认可策略。）

Wanda：是的。上次就是这样。如果我这次对他们生气，他们可能会更不理我。我也得不到任何帮助。

治疗师：我明白你为什么会担心对他们生气了。所以你害怕自己因为生气而大喊大叫。

Wanda：他们会认为我是一个只想吃药（止痛药）的疯女人。可是我是真疼得受不了啊！

治疗师：好的，如果我们能提前和医务人员制订一些计划，让他们理解你的情况，一起努力帮助你在术后处理疼痛问题，你觉得怎么样？

通过提前与外科医生和团队进行了沟通，Wanda 对手术担忧现实的部分得到了处理。同时，她的痛苦耐受能力和疼痛管理也成了治疗的目标。这包括帮助她理解手术的目的和术后可能带来的益处，不仅对她自己，也包括她的家人。CBT 和 ACT 都认为，恐惧有时是人类经验中不可分割的一部分,无法仅通过思考消除。对于 Wanda 这样的情况,尤其如此。即使对威胁有准确的估计,人们仍可能需要极大的勇气去面对它。ACT 模型可以帮助患者接受并应对恐惧的体验,鼓励他们参与有目的的行动。我们将在本章后面的部分回到 Wanda 的案例,处理她对回访的回避问题。

Wells 区分了两种担忧形式(Wells, 2009)。Ⅰ型担忧是人类与生俱来的,对癌症患者而言,可能表现为对死亡、毁容、性能力下降、失去社会角色、疼痛管理、疲劳等方面的担忧。认知干预针对担忧可能关注患者评估的准确性、对死亡恐惧背后的意义等方面。例如,对一些人来说,对死亡的恐惧实际上是对死亡痛苦的恐惧。因此,与患者及其医疗团队合作,有效处理疼痛可以减轻患者面临最大的真实威胁。在处理担忧的内容时,我们会在两件事上努力:首先是理解患者如何看待威胁,然后是帮助他们重新评估并解决相关问题,以便更好地应对。

四、 处理担忧的过程

在处理癌症患者的担忧时,临床医生需要区分何时处理担忧的内容与何时处理担忧的过程。如果担忧的危险或后果本身成为担忧的对象,形成一种循环放大的模式,那么就需要关注担忧的过程。Wells 提出的Ⅱ型担忧(Wells, 2009)涉及对担忧后果的信念,例如认为担忧是有用的("如果我停止担忧,坏事就会发生"),或者担忧是危险且失控的("如果我继续担忧,我会疯掉"或"担忧会让癌症扩散")。这些都是与癌症相关的元认知信念(Cook 等,2015)。Borkovec(2006)提出,担忧通过言语中介减少了对痛苦情绪的暴露,起到了回避的作用。担忧越多,焦虑水平可能越低,但长期来看,这种回避会导致持续的焦虑。Hayes, Villatte 等(2011)指出,努力控制和消除痛苦的内在体验反而维持了焦虑,说明控制思维并不是解决方案,这本身就是问题之一。Wells(2009)认为,只要对问题性担忧过程加以正确控制,它就可以成为解决方案,而不是问题。

尽管这些模型在科学理论和哲学上存在差异,但在如何处理担忧方面有一致之处。摆脱担忧的第一步非常简单,就是活在当下。Thomas Borkovec指出:"当下不可能有焦虑或抑郁。"(State of Mind, 2012)这与以正念和接纳为基础的CBT模型一致,即当心灵聚焦于过去或未来时,担忧和反刍思维就会发生。通过温和地帮助患者将注意力引导到当下,可以将他们从强烈的担忧和反刍思维中解放出来,并为患者打开参与其他生活之门。

在癌症护理中,活在当下并不一定会减少恐惧,因为我们不会试图让人们摆脱恐惧。相反,我们培养当下的正念意识,允许恐惧存在,同时增强自我的弹性和应对策略,从而增加焦虑方程中的分母值。癌症和治疗本身就会引发恐惧,对未来不确定性的担忧也会产生恐惧。问题在于无法转换应对模式或自我状态,而且那些跨诊断的维持因素会不断地刺激个体的威胁检测系统。我们的治疗目标是减少痛苦,并在面对癌症威胁时增加认知和行为的灵活性,而不是消除恐惧本身。当内心的"雷达屏幕"识别出真正的威胁(如轰炸机和来袭的炮弹),我们会动用资源去应对。然而,当恐惧是由相对较小的威胁(如麻雀)引发时,我们可以暂停、审视,评估情况后再做出相应的选择。

五、 针对担忧的临床策略

针对第Ⅱ型担忧需要转变注意过程,培育对内在体验的观察性视角,并提高在当下时刻保持专注的灵活性。这种能力是在处理长期焦虑时必须培养的。考虑到许多治疗方法的时间有限,我们需有针对性地选择相关过程,并在治疗会谈中创造富有体验吸引力又切实可行的干预。

(一) 元认知干预

对于那些夸大担忧重要性的患者,可以引导他们权衡担忧的利与弊。患者可能从未深入思考过担忧的负面影响。通过使用一张纸,鼓励患者系统地列出担忧的利与弊,并在最后进行评分,这种方法有助于患者减少对担忧的过度重视。例如,一位最初坚信担忧必要的患者,在深入分析后,可能会将最初 100% 的支持态度转变为大约 30% 支持、70% 反对。尽管患者开始意识到持续担忧可能是一种相对无效的行为,但他们可能仍然难以不陷入担忧。这与第Ⅱ型的担忧有关,即担心自己的思维可能失控。这同样与之前讨论的控制问题相关,包括何时控制成为问题,以及何时需要何种类型的控制。在治疗抑郁症时,我们可以采用 ACT 解离练习,帮助患者改变对担忧的态度和担忧带来的影响。具有讽刺意味的是,放弃对思维的严格控制反而会产生更有效的控制。可以引导患者思考他们的思维是否不断被担忧占据,以及在哪些情况下可以不担忧。这种反思有助于患者意识到担忧既不是完全不可控的,也并非特别危险。Wells 的元认知治疗(MCT)模型采用了苏格拉底式提问方法来处理积极和消极的元认知(即第Ⅱ型的担忧)。例如,通过重新归因(reattribution),或者通过松动患者对长期担忧的坚定信念,可以促使患者不再将担忧视为非常重要或特别有用的过程(Wells, 2009)。以下是一个示例:

治疗师:你认为每天花几个小时关注身体来确保癌症没有复发是有必要的吗?

患者：我之前忽视了身体上的一些小肿块，结果延误了治疗，进展为二期。我不想再犯同样的错误，所以我认为确实需要密切关注。

治疗师：那么，你现在每天会花多少时间在担忧和检查呢？

患者：看情况吧。当我快要进行体检或随访时，我可能会非常担心，每天大概花费2~4个小时。

治疗师：这样的情况下，你的身体和情绪状态如何？

患者：我非常焦虑，感觉一团糟，很痛苦。

治疗师：这是否意味着这种痛苦是必要的呢？换句话说，如果你不那么关注身体，会怎样？

患者：会担心错过身体某些重要的征兆。

治疗师：如果把这个时间减少到大约20分钟，会不会更好？你怎么看花几个小时关注身体带来的痛苦，真的能让你更安全吗？

患者：实际上并不会。即使复查后，Smith医生告诉我一切正常，我还是会感到害怕。

治疗师：所以不管怎样，你都会恐惧，对吧？如果恐惧依旧存在，但痛苦减少了，你觉得这样如何？

患者：这样的妥协倒是可以接受的。

对于认为担忧不可控或具有危险性的第Ⅱ型担忧，重新归因技术（Wells，2009）同样适用。这项技术的目的是帮助个体认识到他们的想法可能并不完全准确。例如，可以采用"安排担忧时间"的技术，这种方法承认担忧的一定作用，并鼓励患者在特定的时间和地点集中精力担忧。通过使用活动计划表，强调担忧是可以设定界限的，并非完全失控。此外，引导患者关注一天中不担忧的时刻，也有助于减轻元认知信念的负面影响。

治疗师：那么，你担心大脑失控？甚至永远无法停止担忧？

患者：正是如此。癌症的念头总是缠绕着我。即使医生告诉我一切正常，我还是会想象它又复发了。我知道自己现在没事，但我的思绪却不停地折磨我。

治疗师：有没有什么特殊情况，你不会感受这种折磨？

患者：你指的是什么？

治疗师：让我们回顾一下过去一周。有没有哪个时刻你不担忧？

患者：（静静地回想）我和孙女在一起的时候，有一段时间我只是和她一起笑，一起玩。

治疗师：明白了。那真不错。那段时间"我得了癌症"的念头在哪儿呢？

患者：它并没有出现。

患者很可能忽略了很多这些例外，而这些例外可以帮助患者意识到担忧不可控的信念可能并不准确。在治疗过程中，也可能需要挑战和解决患者关于担忧可能导致或加剧癌症的信念。尽管长期的压力确实可能影响免疫功能，进而影响健康，但目前并没有确凿的证据表明压力和（或）担忧会直接导致或让癌症恶化。此外，担忧本身并不是一个真正无法控制的危险因素。事实上，越是与之抗争，它越是不离开。元认知治疗（MCT）和接纳与承诺治疗（ACT）都认识到，重要的是放下挣扎和专注有意义的事情。这两个模型各自提供了不同的理论解释和技巧来实现这一目标。

（二）注意力训练

为了应对担忧和反刍思维，元认知治疗采用了注意力训练技术和超然正念（detached mindfulness）技术（Wells，2009）。灵活地分配注意是人类的一项基本技能,并且在几乎所有的正念项目中,这都被视为最初的干预目标(Kabat-Zinn,2013;Segal 等,2013)。用积极心理学领域的顶尖科学家 Sonja Lyubomirsky 引用 William James 的话说:"我的体验都是我选择注意的。只有我注意的会塑造我的心灵。" Lyubomirsky 进一步阐述:"'我们的生活体验是我们选择关注的'的说法真让人拍案叫绝!"(Lyubomirsky,2013)在元认知治疗中,注意力训练技术(attention training technique, ATT)旨在迅速而简单地帮助患者将意识从内部过程转移到外部刺激。研究表明,声音是一种特别有力的注意引导刺激(Wells,2009)。这种训练可以在短时间内完成,在治疗师的办公室内录音,然后让患者带回家练习。在治疗会谈中,仅10 分钟的 ATT 就可能极大增强患者的控制感。Wells 特别强调,与ACT 相似,这种练习不是为了增加对体验的回避。换言之,注意力训练的目的是灵活地将注意转向"我们选择关注的"事物,而不是逃避那些不可控或看似危险的想法,或是沉迷于遥远且不合理的担忧(Wells,2009)。

六、 容忍不确定性

难以忍受的不确定性在长期担忧中非常普遍。在癌症治疗的过程中,患者常常面临诸多不确定性:对治疗结果的不确定,对复发和治疗副作用的不确定,对他人的看法、工作、社交网络、精力、耐力和性功能影响的不确定,以及始终笼罩在心头对生存的不确定。在处理焦虑的过程中,我们的治疗目标是帮助患者学会在癌症影响的各个方面与不确定共存。Leahy(2006)提出了一些策略,帮助人们练习容忍的不确定性,包括接受现实和允许自己体验情绪。如前所述,运用意象和情绪可以帮助患者处理核心恐惧,解决可以解决的问题,接纳无法改变

的问题。进行容忍不确定的成本效益分析也可能有所帮助。Linehan
(1993a;2015)关于全然接纳的理念同样强大且实用。辩证行为治疗
(DBT)教导人们,接纳现实和容忍不确定并非一定需要通过一次突然
和永久的顿悟来实现,而是可以通过不断的"转念"练习,并承诺在生活
中持续实践,这个过程可能需要一生的时间。否则你可能会面对更加
痛苦的生活。

难以忍受不确定反映了一种不接纳的态度。这种态度可能源于
缺乏应对能力的信心。

个案示例

Lynn McMahon,一位34岁的小提琴家,在经历了多次乳腺癌化
疗后,她发现自己的小提琴演奏速度和准确性有所下降。由于她对表
演水平的高标准要求和复杂曲目的编排,她非常担心"我再也不能参
加音乐会了。"她还补充道:"我必须知道我的双手会不会恢复如初。"

治疗师:目前能确定吗?

患者:不能。医生说可能要几个月才知道。但我受不了。我受不
了这样的等待!

治疗师:还有其他可能吗?

患者:(微笑)没有。但我并不喜欢这样。

治疗师:好的,那么我们来设想两种可能:一是你的手恢复如初;
二是没有。虽然我和你一样希望你能完全恢复,但假设不是这样。那
对你来说意味着什么?

患者:这意味着我失去了生命中的一大部分。有一个欣赏我演奏
的观众对我来说意义重大。(眼含泪水)

治疗师：你的泪水在表达什么？

患者：只是悲伤，特别的悲伤。

治疗师：Lynn，我真心希望你能再次与交响乐团或室内乐团一起登台。如果你不能，你相信自己能找到另一条道路吗？并仍然拥有有意义的生活？

患者：（沉默）我希望不用面对这种状况。

治疗师：我也希望你不用。但如果命运如此安排，你能应对吗？

患者：我想我能，只是不想。

治疗师：你现在还在演奏，对吗？

患者：是的。我在练习。我会为我的女儿演奏摇篮曲。她有时会在我的演奏中入睡。

治疗师：所以你现在就有一个欣赏你的观众！

患者：是的。我想我确实有。不过我不想让成年人在我演奏时睡着。（笑）

治疗师：所以我们现在无法预知未来会给你带来什么，也不知道你的手的情况会如何发展。但时间会告诉我们。与此同时，我敢肯定你还可以演奏，当你在夜晚为她演奏时，你的女儿身上一定发生了一些美好的事。即使你的演奏水平一直如此，你的女儿和丈夫也还会爱你和欣赏你，对吗？

患者：会的。至少现在还会，也许这就是我所需要的。

七、 正念练习

将正念练习纳入对癌症患者个体的 CBT 治疗是一个充满创意和令人兴奋的领域。这些练习可以帮助患者专注当下。理想情况下，癌症患者在接受癌症治疗的同时，会参与正念减压疗法（MBSR）或正念认知治疗(MBCT)项目。然而,如前所述的,由于时间和精力的限制以及疾病本身的影响,这通常并不可行。此外,许多被转诊的患者处于剧痛状态(Levin & Applebaum, 2012),他们需要简短而高度聚焦的治疗。尽管如此,熟练运用接纳与承诺治疗(ACT)、辩证行为治疗(DBT)和(或)MBCT 的治疗师可以提供暂停痛苦的瞬间。这些瞬间为患者提供了体验性证据,证明他们的生活不必完全被癌症所支配,并且意识到即使在疼痛和痛苦中,也可以注意到当下丰富的生活。此外,可以使用 MBCT 中的 3 分钟呼吸空间等练习,帮助患者在极度痛苦中找到平静,并根据患者的需求进行更传统的暴露治疗。我通常在相对简短的练习中使用多感官体验,持续时间不超过 10~12 分钟,这是患者及其陪伴者可能会接受的时长。在第六章中,关于治疗癌症患者的抑郁症,提供了一个正念脚本,包括:

(1) 保持腹式呼吸和自信的姿势;

(2) 注意房间内的声音和其他感官体验;

(3) 以好奇和慈悲的心态关注不可避免出现的思绪,不进行评判;

(4) 允许意识回到感官体验;

(5) 将意识引导至呼吸上,维持腹式呼吸和节奏;

(6) 再次将意识拉回到房间,讨论练习中的任何反应或体验。

八、 容忍痛苦

许多患者,尤其是那些处于剧痛中的患者,亟须调节强烈的情绪。有些治疗文献探讨了在暴露过程中使用安全行为或回避行为的情况(Deacon 等,2010;Levy & Radomsky, 2014)。争议的焦点在于安全行为在何时会加强对体验的回避,又在何时能促进暴露的参与。对于癌症患者而言,很难找到一种舒适的方法让患者面对那些引发恐惧的刺激。癌症使患者不断遭受这些刺激的侵扰。在这种情况下,辩证行为治疗(DBT)中的痛苦耐受和自我安抚技巧,可以有效地融入个体治疗、伴侣治疗,甚至是家庭访谈中。尽管 DBT 主要针对有严重情绪和行为调节问题,特别是边缘性人格障碍的患者,但这些技巧对于缓解癌症患者的过度痛苦同样适用。通过焦虑方程,我们发现提高承受和应对痛苦的能力是改变结果的一个途径。痛苦耐受技巧可通过正念练习来实现,即仅专注于当下,而不必仅聚焦于呼吸或任何内在过程。处于极度痛苦的患者可能对注意内在的能力有局限,而更倾向于对感官刺激做出反应。DBT 的正念技巧包括观察、描述,和注意到评判与事实在何时进入大脑。患者仅需接受少量技能训练,便可比较容易地通过多种感官形式简单、方便地应用。

(一) 视觉

在咨询室内选择一个对象注视它,全身心地关注这个区域,尝试带着温和的好奇心去观察,仿佛您是第一次见到它。在心中描绘它的形状和颜色,就像初次见到那样,不必用言语为其命名。只是注意。

患者可以在练习后分享他们所注意到的内容,仅进行描述,而不作评判。

治疗师也可以引导患者尝试其他视觉刺激练习:透过窗户的光线观察手背;球的质感、形状、颜色;咨询室内的花瓶或艺术品;熔岩灯等。

(二) 听觉

注意力亦可集中于声音上,比如舒缓或悦耳的音乐;从网上下载的溪流声或瀑布声。可以鼓励患者列出一份可能吸引人、令人愉悦的声音清单,以便在治疗过程中或在家中练习时使用。

(三) 触觉

在会谈中,患者可以尝试手部自我按摩。可以涂抹乳液来增强体验感。患者和治疗师都可在会谈中采取此项技能练习,由治疗师提供口头指导。在手部按摩中,我倾向于涵盖广泛的体验:选择最需要关注的手;留意手指;找到最舒适的部位;尝试对整只手进行按摩,包括所有手指、手掌、掌心、手背;使用不同的力度,并注意这些差异。

(四) 嗅觉和味觉

由于嗅觉和味觉相互关联,且可能受到癌症治疗的影响,其处理需尤为谨慎。尤其是当治疗师了解到患者因癌症或其治疗而失去味觉或味觉发生不良变化时。尽管如此,如果这些感官体验尚属完好,它们亦可成为有效进入当下时刻和提升痛苦忍受能力的途径。若患者愿意,可以尝试在味觉或嗅觉缺失或改变的情况下闻或品尝,这不仅有助于增强患者痛苦耐受程度,还有助于他们接受现实,并减轻感官体验变化所带来的灾难性感受。然而,这种方式需谨慎进行,避免随意尝试。芳香疗法或许也能提供帮助。有位患者回忆起她祖母年轻时使用的玫瑰香水味道,购买了一瓶相似的香水,这使她想起了深爱的祖母,并在白天和治疗期间随身携带使用。这种香味不仅促进了自我安抚和增强了痛苦忍受能力,还勾起了她对祖母的记忆,那是她早期生活中的力量源泉。

葡萄干练习源自 Kabat-Zinn(2013)和 Segal 等(2013)的工作。该练习是将一颗葡萄干放入患者手中,患者起初闭上眼睛。鼓励患者将全部意识集中在葡萄干上,通过视觉、触觉、嗅觉,最终是味觉来体验它。以孩童般的好奇心态去体验,唤起"初次"接触葡萄干的感觉。实际上,许多患者在生活中往往是一把一把的快速吃掉葡萄干,很少注意到这些感受。年轻患者可能更喜欢带有强烈甜味和酸味的糖果。但治疗师必须首先评估患者的味觉和嗅觉是否受损,以及进行此练习可能产生的影响。

九、 正念、容忍痛苦和暴露的结合

我们可以将 DBT 的正念和痛苦忍受技能融入想象暴露疗法中,引导患者关注涉及癌症及癌症治疗体验时,是在进行评判还是描述。此外,我们可以设计想象中的暴露场景,比如面对即将到来的、令人恐惧的医疗程序,或其他刺激性事件(如等待检测结果)。通过这种暴露,我们可以帮助患者接触那些使他们倾向于灾难化的判断(例如,"我在等CT 扫描结果时会因恐惧而发疯"),并与另一种想法(例如"我会非常害怕,但我以前经历过这种情况,无论听到什么,我都会应对。")进行对比。此外,可以利用认知技能、痛苦承受力和问题解决技巧,帮助患者在想象暴露与引发恐惧的现实情境之间建立联结。

(一) 自我过程

正如在治疗抑郁症中那样,可以利用引导式想象和体验练习来运用换位思考的技能。这些练习通过帮助患者在面对其他挑战时刻时,获取生命中的力量和资源来处理焦虑。换位思考练习能够帮助患者接近内在的智慧和慈悲。研究表明,仁爱和慈悲的状态对整体幸福感有积极影响(Gilbert & Choden, 2014; Tirch 等,2014)。新的研究也表明,通过培养仁爱和慈悲,可以增强 CBT 的效果,而不仅仅是专注于消除抑郁和焦虑的认知(Hofmann, 2011; Hofmann 等,2015)。有些患者可能因为不幸的成长经历,难以体验被关怀的感受。融入慈悲聚

焦疗法（compassion focused therapy, CFT）（Gilbert, 2009a；Tirch
等,2014）可以增强临床医生提供有效体验练习的能力。正念认知治疗
（MBCT）结合了存在模式和行动模式,其中存在模式就意味着对自我
状态的觉察与修习。简短、聚焦的体验性练习可以帮助患者在面对困
难时感到更有力量并减轻焦虑。对于癌症患者来说,自我关怀主要通
过治疗师的帮助来培养。正念治疗增加了自我关怀,而治疗师提供的
模型可能是关键因素（Segal 等,2013）。

　　传统的 CBT 也可以用来帮助人们接近和建立有弹性的自我过
程（Kuyken 等, 2009；Padesky & Mooney, 2012；Bennett-Levy 等,
2015）。这些方法采用了比引导式想象更为理性的干预风格,但同
样是体验性的。它们像接纳与承诺治疗（ACT）和慈悲聚焦疗法
（CFT）一样,鼓励患者参与有意义的活动和人际交往,而不是沉溺
于痛苦。

　　目前,尚无将这些治疗方法的疗效进行比较的研究来为从事癌症
患者治疗工作的临床医生提供明确指导。在此,我想分享一些想法,并
鼓励临床医生采取实验性方法探索哪些治疗手段更为有效。在会谈
次数有限的情况下（如在癌症中心）,为了迅速接近治愈性自我状态,引
导性体验练习或许值得一试。这包括帮助患者发掘自己过去应对的
韧性,并将其应用于癌症带来的挑战。Kuyken 等（2009）建议通过引
导式发现和苏格拉底式提问来评估患者的优点,寻找患者生活中的优
势。当与那些癌症可能已经占据他们生活的癌症患者合作时,这些策
略可以帮助患者回忆起生活中曾经的优势。我们在第六章为抑郁症
患者采用的换位思考练习,也针对了类似的过程。帮助癌症患者发现
或重新认识这些优势和价值观,有助于减小焦虑方程的值,让患者心
中的恐惧成为前行汽车中的乘客,而非驾驶员,然后在挑战中继续前
行（Hayes, Strosahl & Wilson, 2012）。

个案示例一

让我们回到 Wanda Dooley 的案例,她在癌症复发前的两年里拒绝癌症监测,现在再次面临每 3 个月一次的监测建议。Wanda 的恶性循环如图 7.1 所示。

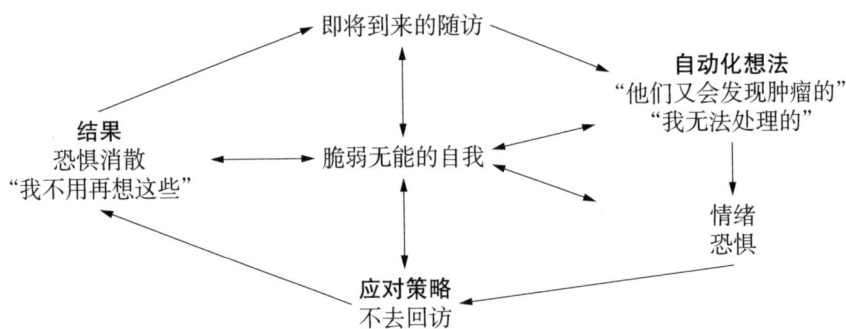

图 7.1 恶性循环(Wanda Dooley)

Wanda 能够认识到回避且在短期内能迅速降低焦虑,但如果她不去复诊,就不必面对癌症复发的恐惧。然而,她也意识到长期回避可能会导致灾难性的后果:错过治疗时机,增加死亡风险。利用 Bennett-Levy 等(2015)的模型,我们可以帮助患者识别自身的价值观和优势,包括 Wanda 对家庭的爱,以及她参与孩子未来每个重要生活阶段的愿望。这些反过来有助于重新定义随访的目的。在 Wanda 的案例中,经历随访的痛苦、恐惧和不确定性不仅会保护她的生命,还会增加她将来为孩子和丈夫服务的机会。人类如果有期待,就可以忍受巨大的痛苦(Yalom, 1980; Frankl, 1986; 1992; Hayes, Strosahl & Wilson, 2012)。帮助 Wanda 发现这些期待和价值观,也会帮助她遵守每三个月监测一次的约定,如果需要的话,这个约定将持续终生。Wanda 和治疗师解决了图 7.1 中回避循环中出现的每一个认知、情绪和行为障碍。通过聚焦于"新的存在方式"(Bennett-Levy 等,2015),构建了一种新的模式,增加了治疗依从性,而这种依从性并非出于对医生命令的遵从,而是出于个人意义和目的。这种新的存在方式或良性循环如图7.2 所示。

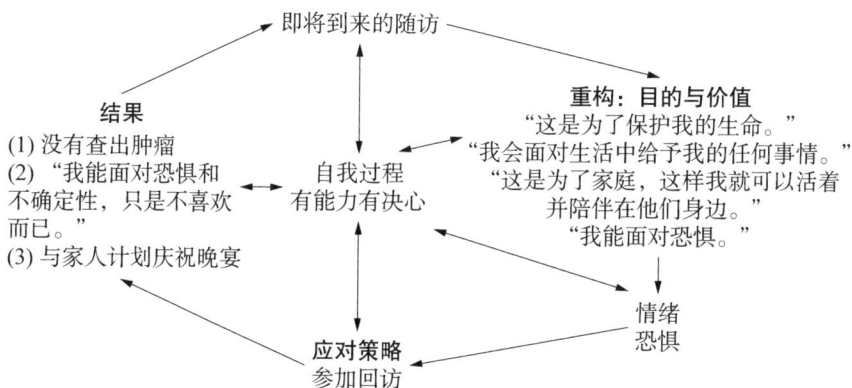

图 7.2　良性循环(Wanda Dooley)

下面是使用体验性练习达到类似目的的另一个例子。

个案示例二

Carlos Ortega 是一位 35 岁的男性,患有睾丸癌,他正处于回归社会的阶段,焦虑开始占据他生活的其他领域。尽管他继续从事在具有挑战性的科技行业,且新婚不久,但是他总说:"担忧正在控制我的生活"。按照第八章关于超短治疗中使用的空间隐喻,他的心里充满了担忧和焦虑,他与妻子无论在性方面还是在情感方面的交流正在迅速丧失。"被摧毁""不够男人"和"软弱"这些念头正充斥着他的大脑,要想处理这些,就要寻找可信的、情感上有说服力的关于自我的替代性看法,寻找自己和妻子都能看到他有价值的证据。另一条途径是通过一种体验性练习,让他发现有能力的和完整的自我,让他能够识别自身优势和重新投入生活。

治疗师:(引导患者体验当下,如前所述:请您端坐在椅子上,感受身体与椅子的接触,意识到因重力而下沉的体重,这样的坐姿有助于腹式呼吸,保持庄重的姿态)请留心我们此刻的坐姿,体会内心深处的存在,有某个部分的您在此刻专注于这些感受。倾听房间内的声音,感受身体在椅子上的重量,观察念头的起伏和意象的流转。若您愿意,可以回想生命中某个时刻,那时您正在学习一项既具挑战性又令人激动的新技能,比如学习骑自行车,或是第一次发现电脑的奇妙功能。现在,请允许自己短暂地回到那个时刻。(稍作停顿)(治疗师注意到患者脸上露出微笑)那个在观察和注意的自我,在那一刻呈现,目睹了当时的体验。您始终在生命的每一次经历,每个时刻和片段中。(接着,治疗师将用8~10分钟的时间,引导患者回顾生活中的其他经历,强调在每个经历中都有那个观察的、注意的自我存在,直至现在面对癌症的挑战)

当治疗师与患者完成练习后,他们共同探讨了从观察性自我视角审视生活经历的意义,这种方式将生活的各个片段串联成一个连贯的整体。治疗师和患者回顾了患者早年的一段重要经历:大约10岁时,他对计算机产生了浓厚兴趣,点燃了他的好奇与惊喜。回忆那段早年热血沸腾的时光,有助于Carlos在当前的挑战中发挥这些优势。治疗师与Carlos一同分析了这些优势和价值观在当下的生活中如何体现,并探讨了如何将它们与日常生活、妻子的互动以及工作中联系起来。

个案研究扩展

【一个惊恐发作的个案】

Carl Ferguson，一位 47 岁的已婚父亲，拥有一对成年的双胞胎女儿。他不幸被诊断为鼻咽癌，需要接受手术治疗。手术涉及切开他的喉咙，仅保留喉结上方的一小部分未受影响的区域。手术切口将从左耳延伸至右耳，横跨整个喉咙。Ferguson 先生曾患过抑郁症，但并无焦虑病史。然而，在得知诊断后不久，他开始感到焦虑。医生为他开具了抗焦虑药物劳拉西泮，以帮助他应对即将到来的严峻手术。手术后几周，Ferguson 先生注意到他的喉咙出现了紧绷感。这种感觉遍布整个手术疤痕，主要集中在未被切开的区域，即喉结上方。他将这种感觉描述为压迫感，伴随着"我无法呼吸"和"我快要窒息"的念头，这些想法引发了前所未有的惊恐发作。这些感觉和惊恐让他产生"我要死了"的念头，进而加剧了恐慌感。他发现通过转动脖子和头部，以及服用劳拉西泮可以暂时缓解发作，但这些症状的发作频率却在上升。他的个案概念化如图 7.3 所示。

图 7.3 展示了一个描述焦虑恶性循环的模型，该模型在认知行为治疗(CBT)中用于解释惊恐障碍(Clark, 1986；Butler 等, 2008)。根据 Clark 的惊恐障碍模型，惊恐障碍源于对良性身体感觉的灾难性解读。例如，"我要死了"和"我中风了"这样的想法体现了惊恐障碍中那种迫在眉睫的危险感。相比之下，健康的焦虑通常被视为对未来疾病威胁预期的身体反应(Salkovskis, 1996a；Butler 等, 2008)。Carl Ferguson 喉咙的感觉在那个时刻被解读为死亡的威胁。如果不是因为惊恐的表现，Ferguson 先生的身体感觉可能很容易被视为手术恢复

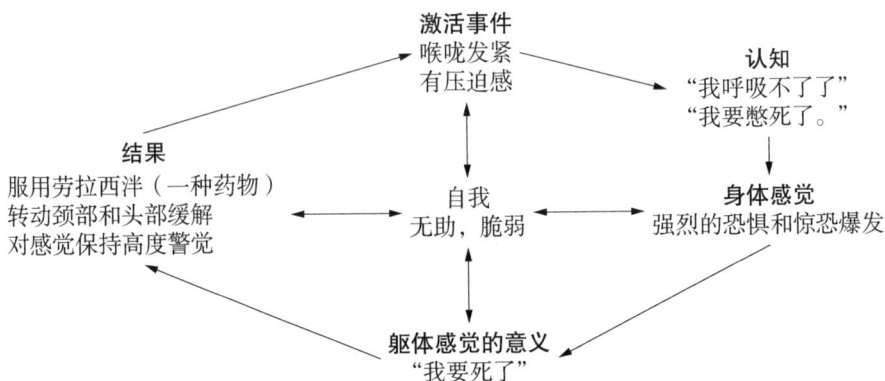

图 7.3 恶性循环(Carl Ferguson)

过程中的正常现象。他的喉咙因癌症治疗而经历了从左耳到右耳的
大范围切割,导致了疼痛、疤痕和吞咽困难。治疗师探讨了 Ferguson
先生对手术恢复的了解程度,以及他是否向肿瘤科或外科医生表达了
自己的恐惧。然而,他没有这么做。治疗师鼓励 Ferguson 先生直接与
医生讨论他的喉咙感觉和恐惧。尽管医生向他保证,他感觉到的紧绷
和喉结区域的压力只是术后愈合的一部分,他的呼吸道并未关闭,也
不会导致窒息,但 Ferguson 先生仍然会经历惊恐发作。就像在惊恐障
碍中常见的情况一样,理性与直觉之间出现了分歧:在会谈中,
Ferguson 先生能够 90% 地确定自己在发作中不会死亡,但当紧绷和压
迫感出现时,他的洞察力就会消失,再次确信自己会死。尽管他感到恐
惧似乎并不合理,但发作时却难以控制。他开始每天花费更多时间关
注自己的呼吸道,以确保呼吸顺畅。同时,他开始限制日常活动,以防
发生呼吸紧急情况。

在治疗过程中,将向 Ferguson 先生展示惊恐的恶性循环图 7.3。
当他被问及是否想要对图中的内容进行任何修改时,他表示没有。以
下片段将展示针对他的回避或安全行为的认知干预技术,作为创造替

代性解释的一种手段。

　　治疗师：我注意到(指向恶性循环图)，这个循环在你转动头部和颈部，或者服用劳拉西泮时，至少会暂时缓解。是这样吗？

　　Carl：没错。就是这样。当感觉开始时，就像我的喉咙上有个夹子一样。(他向治疗师展示，将拇指放在喉咙上)

　　治疗师：实际上，那是手术中未被切开的区域，对吧？

　　Carl：是的。医生说疤痕在愈合时可能会拉扯，让我感觉到喉结上方有些紧绷。如果我这样转动头部(进行示范)和脖子，它会减轻。如果不起作用，我就服用劳拉西泮，似乎几分钟后就没事了。

　　治疗师：你认为劳拉西泮能提供帮助，这意味着什么？这是否表明你在这种感觉出现时认为"要死了"的判断是正确的？

　　Carl：嗯，不是的。如果我的呼吸道真的在关闭，劳拉西泮不应该有效。正如医生所说，疤痕组织正在愈合，所以它有点紧绷。转动脖子时，也许会让组织稍微放松一些。但是，当这种情况发生时，我只会感到恐慌。这让我妻子也很害怕。然后，我无法摆脱这种想法，即使没有发生紧绷感，我也会像之前说的那样，一直检查喉咙是否没事。这让我快要疯了。没有劳拉西泮，我就不敢去任何地方。

　　治疗师：明白了。所以，关于这种感觉的一种解释是，当你感到紧绷时，你认为这意味着你将要窒息而死。另一个解释是，正如医生所说，紧绷实际上是你正在从手术中恢复的迹象。

　　Carl：是的。第二个解释可能才是正确的。但我必须在这种情况发生时，说服自己相信这一点。

　　对于 Ferguson 的治疗，目标是打破恶性循环最早可以介入的点。这包括激活他的身体感觉和核心恐惧，通过刺激喉咙紧绷的感觉来引发强烈的认知和意象。他可以通过轻轻拉动手术疤痕后的皮肤,在喉结上方施加轻微的压力来实现这一点。他被告知允许这些感觉、想法和情绪存在,不去与它们抗争,也不使用口袋里的劳拉西泮。在暴露过程中,并不追求痛苦减轻。Ferguson 先生在暴露后表示,他第一次能够在暴露中恢复正常呼吸,并意识到一连串的想法和恐惧感觉,同时他的呼吸自然地恢复正常。由于控制呼吸可能成为一种回避或安全行为,通常不建议将其作为处理惊恐的治疗策略。在暴露后的反馈中,他提到自己没有采用之前的安全行为或回避行为,也没有服用劳拉西泮。

Ferguson 先生随身携带了恶性循环图。他愿意注意到喉咙紧绷的出现,并允许它存在,注意到感觉呼吸正在关闭的恐惧和思维。在理性与直觉的较量中,即不同信息处理模式的相互竞争中,Ferguson 先生在暴露治疗中取得了显著进步。他越来越能够接受第二种解释,即这些感觉代表他的手术疤痕正在愈合,而不是要窒息。随着疤痕的完全愈合,惊恐感也随之消散。患者随后继续接受新一轮的治疗,即放射治疗。

这个案例不仅展示了如何处理惊恐信念的内容,还展示了如何在多种信息处理模式中,以及在参与暴露治疗的情况下进行干预。我们采用了最直接和最简洁的原则和技术,以尽快处理惊恐症状。此外,患者能够迅速受益的部分原因是他的惊恐是基于对手术的适应反应,而没有发展成完整的伴有广场恐惧的全面惊恐障碍。

【癌症治疗后的创伤后应激障碍】

回到 26 岁的 Liz Romano 的案例。在经历了 2 次脑部手术和针对罕见颅内肿瘤的放疗近 1 年后,她的焦虑情绪逐渐加剧,伴随着一系列令人困惑且不安的经历。每次头痛发作,她都担心癌症复发。更令人不安的是,在治疗结束不久,她开始频繁回溯到从麻醉中苏醒及第一次脑部手术时的身体感觉,不自主地体验到从头部到脊柱的剧烈疼痛,甚至莫名其妙地重温吐血的场景。这些重复的体验愈发频繁,她既不理解其中的原因,也未向他人提起。

治疗师采用 GD/SQ 方法,引导 Romano 详述这些体验的细节。她原本很容易和人建立信任关系,具备较强的适应能力以及丰富的心理和人际资源。以下是用于揭示创伤后应激障碍(post-traumatic disorder,PTSD)循环的示例。

治疗师:Liz,你能让我感受到你所经历的一切吗? 就像我亲身和你在一起,这样我就能更准确地理解那些时刻发生了什么。

Liz:当我感觉到头痛即将来临,我会感到害怕,会想是不是它又回来了。

治疗师:那种从康复室醒来的感觉也会随之而来吗?

Liz:当然。那太可怕了。我觉得有些不对劲,他们可能没有告诉我,或者我没听到会是怎样的感觉。我感觉到像是有根线沿着我的脊柱向上爬,大脑里的液体在流动。我醒来时可能动了一下,因为一种灼热的疼痛袭来。那是我生平未有的感觉。相比之下,生孩子似乎简单多了。我完全不知道发生了什么。那里没有人。我非常害怕。我的意思是,我的脊柱上有那根线,每次移动都会感到这种灼热的疼痛一直延伸到大脑。然后,我开始吐血。我很害怕,直到医护人员过来给我更多的药物,我又失去了意识。

治疗师:所以现在,尤其是当你头痛或头部、颈部疼痛时,所有的那些画面和情绪都会重新浮现?

Liz:是的! 我不仅看到这些,还能重新感受到它们。我能尝到那些时刻血液涌上来的味道。我无法阻止它们! 那是最糟糕的部分。它们会在我和乐队排练或和儿子参加生日派对时突然出现。完全无法预测。我甚至觉得自己是不是疯了。

她的 PTSD 恶性循环如图 7.4 所示。

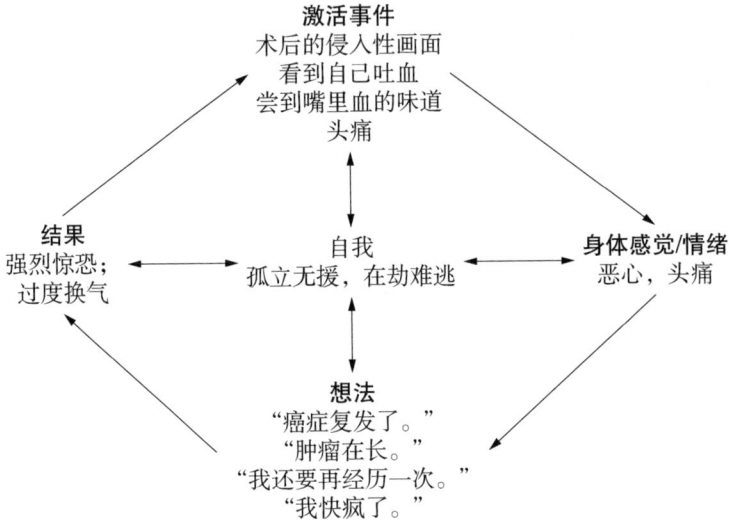

激活事件
术后的侵入性画面
看到自己吐血
尝到嘴里血的味道
头痛

结果
强烈惊恐；
过度换气

自我
孤立无援，在劫难逃

身体感觉/情绪
恶心，头痛

想法
"癌症复发了。"
"肿瘤在长。"
"我还要再经历一次。"
"我快疯了。"

图 7.4　恶性循环(Liz Romano)

请注意,创伤记忆通常是多感官的:它们不仅存在于意识中的思维,还包括生动的场景、身体感觉,甚至是味觉体验。这些记忆有时会不由自主地侵入意识。在 Liz 注意到头痛时,这些记忆便会出现。探讨这些内容为治疗师提供了一个机会,可以向她提供关于创伤后应激障碍(PTSD)中记忆和经历重现的心理教育。治疗师绘制了 PTSD 循环图,Liz 表示这准确地反映了她的体验。痛苦、身体中的管线、无法动弹、无助,以及吐血构成了她无法摆脱的创伤记忆,对任何人来说都是极其恐怖的经历。通过心理教育,这些体验被正常化。最重要的是,她开始相信当她无法控制这些不安的景象和身体感觉时,她的头脑似乎在与自己作对。她在体验重现时的想法可信度评分显示,她

80％相信是要么自己疯了，要么癌症复发了，从而感到绝望和孤立。

Ehlers 和 Clark（2000）以及 Hayes，Strosahl 和 Wilson（2012）都描述了理解和干预 PTSD 的框架。治疗 Liz Romano 需要帮助她更有效地理解和应对自身经历。这包括通过心理教育让她了解 PTSD，并在治疗过程中与治疗师一起识别她叙述中的"热认知"。这些热认知涉及她将特定的、灾难性的意义赋予之前的创伤经历。将关于创伤的热认知与更新的意义联系起来也是治疗的一部分（Ehlers 等，2010）。这样做可以减少与创伤记忆的脱节和由此产生的不适感。同时，患者需要学会区分当前体验和原始创伤体验时的不同情境。最终，治疗师应鼓励患者放下任何加剧回避体验的心理或行为策略。通过鼓励患者重新参与那些因恶性循环而受到影响的有意义且愉快的活动，帮助他们重新夺回生活的主动权。

对于 Liz Romano 来说，治疗技术包括以下内容。

1. 认知工作　Romano 已经与她的外科医生和肿瘤专家直接沟通，表达了对癌症复发的恐惧，但在经历重现时，她发现自己无法接受他们提供的保证。治疗师与 Romano 一起探讨了那些她认为是脑癌复发"证据"的颈部和头部疼痛，这些疼痛主要位于颈部和额肌，实际上是紧张性头痛的迹象。这一发现得到了肿瘤专家的确认。考虑到癌症的实际位置和手术后疼痛的位置都在受影响的眼部附近，Romano 开始接受肌肉疼痛可能与癌症无关，而是与紧张性头痛有关，这种头痛可能因她的心理压力而加剧。为了进一步证实这一点，她同意在感到疼痛时尝试轻柔地按摩颈部，她可以自己操作，也可以让丈夫帮忙。结果发现，简单的按摩就能缓解她的疼痛，这进一步削弱了她关于脑癌复发的想法。此外，当前的疼痛位置与过去的疼痛位置不同，最初的癌症疼痛位于受影响的眼部旁边，而非脖子后方，这也表明疼痛是良性的。而且，分流管的部位与疼痛部位也不一致。

2. 聚焦此刻　在会谈中的"聚焦此刻"练习,包括引导式想象和3分钟呼吸练习(Segal 等,2013),重点在于避免引发回避行为,而是在短暂的停顿中观察自身体验。如前所述,觉察当下的练习需要以慈悲和不评判的态度去觉知当下的体验。这种练习的目的不在于放松、感觉良好或驱散负面情绪,而旨在培养并维持对内在和外在体验的开放和接纳态度。

3. 培养元认知意识,获得换位思考的技能　换位思考的核心在于能够促进对体验采取新的观察角度。Hayes 在发展接纳与承诺治疗(ACT)的早期,正是基于他自己在惊恐障碍中的挣扎(Hayes,2016)。关系框架理论中描述的视角框架(deictic frames)(Hayes 等,2001;Villatte 等,2016)在这一过程中扮演着核心角色,这与 Ehlers 和 Clark(2000)以及 Ehlers 等(2010)的研究是一致的。对于这个案例,我们的目标是帮助 Liz Romano 发展一种能力,让她能够从"此时此地的我"观察"彼时彼地的我"的体验。简而言之,就是帮助她以好奇和慈悲的心态,安然地注意并观察与她手术相关的过去经历和感觉。PTSD 中经历再现的可怕之处在于它们会不由自主地侵入当前时刻。患者需要一个叙事框架来理解这些经历,这可以通过心理教育和其他治疗方法来恢复(Ehlers & Clark,2000)。同样可怕的是,患者的过去记忆和感觉仿佛留在了现在,以至于它们不仅仅是过去的记忆,而是被当作当前的体验。这种保持距离和转换视角的能力有助于创造对经历的不同叙事和理解,允许经历存在,而不必对其做出实际紧急情况下的反应。其步骤如下:①有意识地创造暂停时刻(moment-to-pause);②利用引导式想象将注意力聚焦于五感体验;③培养对自我的觉察,即培养一个就在现场并注意五感体验的观察者;④注意到在过去的经历中始终存在的自我;⑤当痛苦和疼痛进入意识时,允许观察性自我在场,并保持关爱、同情和好奇的态度;⑥将过去的痛苦视为仅仅是过去的经历,尽管它在此刻被感知;⑦允许它的存在,不采取回避行为或回避性认知;⑧将觉知重新导向到当前的体验上。

让 Liz Romano 练习的简化版如下所示:

治疗师:Liz,让我们再次花一点时间沉浸在这个时刻,就在这里。想象自己是一棵大橡树,深深地扎根在这里,扎根在现在,扎根于此刻。我们不需要去其他地方,也不需要在这一刻做其他事情。吸气,就在此刻。呼气,也在此刻……现在,从你所在的地方,注意房间里的声音……然后将注意力转移到身体的感觉……浮现的念头和场景……只是觉察……只是允许觉察五感、念头、情绪和身体感觉呈现的东西。只是觉察……现在我要求你允许那些曾经吓到你的东西进入意识,让那些我们谈论过的场景和感觉进入意识……我想问,你能从这里,现在,带着好奇和同情看着那些很久以前伤害你的东西吗?你,现在在这里,……只是观察……只是注意……注意那些经历就像它们那时的样子……看到它们现在如何呈现,作为鲜活的记忆,带着好奇和慈悲……带着对自己的同情,你那时就在那个房间里,从手术中醒来,不知道发生了什么,那时的害怕和痛苦值得被理解。现在,回到房间里,只是注意,把身体的感觉只当成身体的感觉……记忆只当成记忆……念头和情绪只当成念头和情绪……注意房间里的声音……知道这是你,在这里,在现在,拥有记忆、身体感觉、情绪和念头的你,而所有的一切现在就像它们本来的样子……当你准备好时,我们会回到房间然后聊一下。

这个练习在临床实践中需要特别的敏感和谨慎,因为不当的处理可能会导致情绪调节障碍。当痛苦首次出现时,临床医生必须评估患者的准备情况和意愿,并在必要时后退一步,更缓慢地接近核心恐惧,包括与之相关的认知、身体感觉、情绪和场景。然而,对于 Liz Romano 来说,由于她能够轻松建立信任的治疗关系,并且具有强烈的动力和适应力,这个练习对她是有益的。她变得更加能够允许过去的经历进入意识,因为这些都是她一直在处理的过去经历,不应该主导她现在的生活。这个练习同时也是一种暴露疗法、接纳和聚焦此刻的练习,以及一种换位思考的练习。它符合 PTSD 现有的科学和理论框架,可以帮助患者实现对恶性循环以及第 Ⅱ 类解释的元认知意识,这是一种可能更准确和更有效的替代性叙事。

4. 生活参与策略 ACT 不仅关注改变个人与内在体验的关系,同时强调价值观和承诺的重要性。Ehlers 等(2010 年)提出"夺回自己的生活",而非仅限于认知重构。我们的工作重点是协助人们积极参与到重要的生活中,并寻求支持与意义的源泉。Liz Romano 的治疗原则与此相契合,帮助她更深入地与她所关心的生活相连。以下是她写在一张索引卡上的内容,随身携带。

如何打破恶性循环

(1) 记住:这些经历只是记忆,并非正发生在我身上的事情。

(2) 让记忆、身体感觉和情绪存在。它们会自行处理,无需刻意摆脱。

(3) 重新掌控我的生活:观看电影、运动、给朋友打电话、投身工作、与丈夫共度时光。

小 结

焦虑障碍在一般人群中极为常见,同时和抑郁症一样,也是癌症患者中最常见的临床问题。本章通过焦虑方程的概念,采用认知行为

第七章
癌症患者的焦虑治疗和干预

治疗(CBT)对焦虑症进行了解释。接着,我们探讨了维持焦虑问题的因素,这包括认知、情绪和行为层面的维持因素。本书所遵循的指导原则同样适用于治疗关系、心理教育,以及处理焦虑相关的认知内容和认知过程。此外,本章还提供了案例和脚本,展示了帮助那些患有PTSD、医疗恐惧、惊恐发作以及适应困难的癌症患者摆脱困境的一些实用策略。

要　点

(1) 焦虑方程关注个体对威胁的预估、威胁管理能力以及求助技巧之间的平衡。

(2) 焦虑症的个案概念化通过引导式发现来揭示恶性循环,并制订治疗计划来摆脱这一循环。

(3) 焦虑作为恐惧在进化中有适应性功能,应被视作正常现象。

(4) 癌症患者的威胁预估应与医疗团队的判断一致。

(5) 癌症相关焦虑的深层含义不仅揭示了患者的认知偏差,也反映了恐惧情境中的真实成分,这些成分可通过问题解决策略加以处理。

(6) 要有效识别正常担忧和病理性的担忧。

(7) 描述了识别并中断长期担忧和焦虑模式的临床策略。

(8) 在与癌症患者的工作中,容忍不确定、情绪调节和痛苦忍受策略都很重要。

(9) 不仅提出了帮助患者改变与焦虑内部内容关系的策略,还描述了专注于参与有意义的日常活动的策略。

第八章 癌症患者的最低保障
——超短治疗

癌症患者往往在极为痛苦的状态下被转介接受治疗,他们大多不具备长时间投入治疗的条件。尽管认知行为治疗通常被视为短期疗法,但针对抑郁障碍和焦虑障碍的随机对照试验表明仍需进行 12～20 次会谈。而对于适应性问题,如边缘性人格障碍的治疗,可能需要数月甚至数年。这与多数人在社区环境中仅寻求短期治疗的现象形成对比,他们通常不愿或不会接受超过 4～6 次以上的治疗(Olfson 等,2009;Strosahl 等,2012)。实际上,无论个体是否符合 DSM 障碍标准,都有可能在短时间内实现有意义的临床改善。在抑郁和焦虑的认知行为治疗中,患者的改善可能是迅速且显著的(Aderka 等,2012),且常在预期治疗机制生效前发生。这提示我们,关于治疗时长的假设可能与求助者实际的需求和期望不符。同时,尽管我们致力于构建理论上连贯且经验支持的模型,但对改变机制的实际理解仍不够透彻。鉴于人们能从非常短的治疗中获益持久,我们需考虑如何使病患在有限的治疗次数中获得最大疗效,同时坚守 CBT 的核心原则,即科学性和理论完备性。

短程心理治疗模型,也包括单次治疗(Talmon, 1990;Hoyt & Talmon, 2014)。种类繁多(Watzlawick 等,1974;Gustafson, 1986;

1992；2005；deShazar，1988；Epston & White，1990；Watzlawick，1993；Budman & Gurman，2002；Levenson，2010)关于短程治疗运动及其证据基础的综述，读者可参见 Strosahl 等(2012)的研究。由于患者及其家属和医疗团队可能有大量需求但时间有限，针对医护和患者的短期疗法改编版本应运而生并迅速发展(Rosenberg & McDaniel，2014)。这其中包括针对癌症患者的短程认知行为治疗(Levin & Applebaum，2012)。

在忙碌的癌症门诊，常见的治疗模式是单次咨询，这远少于社区治疗环境中通常的 4～6 次的疗程。因此，治疗需要精准、有针对性且精心设计。例如，对于新诊断的患者，时间尤为宝贵，他们需要适应癌症诊断的冲击，并调动资源应对治疗挑战。即使是长期幸存者，他们在癌症中心也需要花费大量时间，他们能接受心理治疗的时间也可能非常有限。因此，面对每位新患者时，我们应预设治疗可能不会持久，并将每一次治疗，从第一次开始，就被视为促进改变的机会。若治疗最终需要更长时间，我们也应从初次治疗开始就有目的地为后续治疗奠定基础。

超短治疗的任务多种多样，核心是阻止患者心理状况进一步恶化。对于处于极度痛苦中的患者，我们必须努力为他们提供一个支撑点，这有助于向患者传达我们的目标：我们会帮助他们稳定下来，避免他们有如同自由落体般失控的感觉。在某些情况下，我们的首要任务是稳定那些心理状况恶化的患者。而在许多其他情况下，单次或短程咨询的目的是帮助患者集中精力应对疾病、治疗或未来可能出现的挑战。第二章中的原则同样适用于对癌症患者的超短干预。如果 CBT 的治疗框架原本是为 12～20 次治疗设计的，那么在次数有限的情况下，我们需要找到压缩治疗的方法。短程 CBT 治疗师需专注于每一点可能，意识到有目的的小步骤可以在患者的生活中产生巨大且意想不到的影响。我们不必力求在时间有限的情况下彻底解决抑郁或焦虑障碍,而是增强患者的应对能力,帮助他们参与自己的治疗和日常生活,同时相信他们拥有智慧和内在力量去找到生活中的出路。每次相遇,我们都应坚信会有积极的进步发生。我们的工作是在短时间内形成个案概念化,帮助人们开辟一条通往新可能的生命线。Kirk Strosahl,作为 ACT 的共同创造者,将这项工作比作是为患者推开一扇通往新生活的大门(Strosahl 等,2012)。患者负责迈出第一步,而治疗师的责任则是推开那扇门。根据 James Gustafson 在威斯康星州短程治疗诊所观察到的,他说:"将摆脱绝望的责任归还给患者,而不是我,我只需乐见即可。"(Gustafson,2005,第 55 页)

我们可以通过以下方式为患者推开大门:

(1) 在首次治疗中为患者提供心理支撑;

(2) 认可患者痛苦的心理逻辑;

(3) 相信患者内在智慧的作用;

(4) 激发患者内在资源;

(5) 迅速识别核心问题和维持因素;

(6) 着眼于实现小目标,同时保持对积极结果的期待;

(7) 每次聚焦一个治疗目标;

(8) 在第一次治疗结束时,共同制订一项具体的行动计划。

一、 第一次访谈前的准备

治疗师应尽可能与肿瘤团队紧密合作,尤其在超短治疗中。考虑到诊所的工作流程和时间限制,合作的机会可能非常有限。《平价医疗法案》(*The Affordable Care Act*)强调通过医疗之家模式实现医疗服务整合,推动将行为健康有效地融入护理团队。首先,了解转介团队的关切点是至关重要的。对于心理咨询师/治疗师而言,在治疗和随访过程中保持与肿瘤团队的沟通至关重要。如果患者并非通过转介而是直接寻求咨询,最好让患者完成 ESAS‑R 评估以确定他们的所有关切点及其所属领域。若抑郁和(或)焦虑问题显著,建议在第一次访谈前使用 PHQ‑9 和 GAD‑7 量表进行评估。如果治疗师有机会在第一次访谈前快速审查患者记录,他们可以了解患者的病情、治疗阶段或生存期,以及治疗团队和患者的关注点。一封电子邮件、与肿瘤团队关键成员的简短交流,或一个电话,都可能成为心理咨询师/治疗师了解患者治疗背景的最佳信息来源。

二、 在初始会谈中建立治疗关系

上一章介绍了在第一次会谈中迅速建立有效治疗关系的重要性,并将每一次会谈视为帮助来访者的唯一机会。融入策略、引导式发现(GD)和苏格拉底式提问(SQ),以及认可策略都应在首次访谈中运用。治疗师可以通过观察患者的情绪、肢体语言、眼神接触和叙述来选择合适的开场策略。对于那些显得紧张且对心理咨询师/治疗师感到不确定的患者,或可能从未与心理学家或社工交流过的患者,又或可能需要更长时间融入的患者,引导式发现和苏格拉底式提问有助于明确患者对会谈的期望和转介的看法,以及对癌症的理解。结合认可策略,这些技巧可以营造出信任和协作的氛围。另一方面,对于那些明确知道自己需求的患者,以及那些一开始就能谈论主要问题和挑战的患者,可能不需要过多的融入。在初始访谈中,我们会用以下一些关键问题引导:

(1)患者是否了解被转介的原因?是他们自己要求的,还是被医生推荐的?他们被告知了什么,由谁告知的?

(2)患者对自己的疾病了解多少?

（3）他们如何评价与医疗团队的关系？

（4）他们认为的关键问题是什么，这些问题在日常生活中是如何体现的？

（5）他们尝试过哪些策略来应对这些问题，得到了哪些人的帮助？

（6）患者的痛苦忍受和情绪调节能力是否受到睡眠、疼痛、自杀意念和强烈压力的影响？

我们必须尝试在第一次会谈结束时至少做出1个临时的个案概念化。这不仅包括为心理治疗干预调动资源，还要根据需要推荐药物治疗。

三、 调整患者对癌症的态度

Moorey 和 Greer(2012 年)回顾了患者应对癌症的不同风格，包括积极应对、否认、听天由命、无助/绝望和焦虑。Nezu 等（2007；2012年)也描述了一系列可能妨碍或增强有效应对癌症的问题解决倾向，如冲动、回避或理性解决方式。有效的短程癌症治疗要求治疗师迅速通过患者的语言、隐喻和肢体语言理解他们的应对风格和问题解决倾向。我们的初步目标是帮助患者激发或恢复更有效的问题解决方式，从而参与更积极的应对策略。

第二章强调了人类处理信息的多种方式，包括通过更理性、外显的言语模式，以及更内隐的、编码在意象和隐喻中的模式。我们需要使用对特定患者最有效的模式来正常化问题并确定问题。由于隐含的意义编码是一种更快、更情绪化的模式（Teasdale，1999；Kahneman，2011），使用意象和隐喻的方法值得学习（Stott 等，2010；Hackmann 等，2011；Hayes、Strosahl 和 Wilson，2012；Stoddard 和 Afari，2014）。

"杂耍者隐喻"有助于正常化和认可患者所经历的痛苦，重新塑造自我与问题之间的关系,并为基础的问题解决提供途径。治疗师会引导患者思考:一个人如果整天只需玩一个球,该有多么轻松,可以在需要时将其抛向空中,并在落下时接住。加入第二个球后,虽然任务变得稍难,但仍然可以完成。继续加入第三个、第四个、直至第五个球,这时,治疗师和患者可能都会同意,人能操控的球数是有限的。治疗师进一步解释,个人的经验、气质特点和训练等因素决定了他们能应对生活中多少复杂事务。对任何人而言,任何事情都有一个临界点,超出这个范围,个人的应对能力将变得不足。即便是技艺高超的杂耍者,也有极限,即当一切变得无法掌控时。通过罗列日常的活动和责任,再考虑癌症及其治疗所带来的要求与限制,患者可能会明白,即便是技艺高超的杂耍者也有极限。患者仅需要认识到,癌症可以成为重新排序日常生活、在必要时寻求帮助、减少工作时间、分配责任给他人,甚至暂时接受自己无法做任何事情的理由时,他便可以获得一种解脱感。我们可以利用杂耍者抛接的球比喻成问题,促使患者制作问题清单,这也有助于集中解决那些需要优先处理的问题。以下是一段简短的治疗脚本,展示治疗师如何与患者一起使用隐喻。

患者:我思绪混乱,我总是焦虑不安,心乱如麻,不知道从哪里着手。孩子们还要继续生活,他们得上学,参加日常活动和足球训练。我的伴侣需要我的支持。还有账单要付,办公室的工作得完成。我妈妈每周都需要我帮她买食物。我还是教堂董事会成员。现在我得了癌症,还要去化疗。如果化疗能让肿瘤缩小,可能还需要手术。我没法想清楚这些事,然后就再也睡不着了。

治疗师:听起来你像是同时在玩很多个球,就像杂耍表演一样。当空中的球太多时,我们很难保持它们全部不掉下来。

患者:你是什么意思?

治疗师：这样吧（从抽屉里拿出一个小彩球，开始抛接），我能这样玩很久。你呢？

患者：如果就这一个，我可以玩一整天。

治疗师：对，我也是。现在，如果我再加一个球呢？（拿出第二个球，开始同时抛接两个球）这样玩起来就困难多了。（停下抛球）如果我再加第三个、第四个、第五个球呢？

患者：那它们就会掉下来。

治疗师：没错，它们会掉下来。对你来说也是这样吗？

患者：当然。我现在开始明白了。

治疗师：我们都有这样的时刻，生活中的事情超出了我们的应对能力，这也是生活的一部分。看看你刚才说的那些事情，在我看来，如果你能同时处理孩子、工作、财务、婚姻、照顾妈妈和教堂董事会的事务，那说明你一直是一个非常出色的"杂耍者"。

患者：我从没这么想过。这就是我的生活。

治疗师：是的，这是你的生活，你处理得很好。但突然间，新的挑战出现了，它叫作癌症。随之而来的是化疗，可能是手术，还有未知的未来。在所有这些事情中，同时应对这一切感觉如何？

患者：就像是背负着沉重的大山。

四、 创建问题清单

在某种程度上，对于在癌症中心工作的行为健康专家而言，不必费力寻找患者面临的问题清单。因为癌症本身便带来了一系列挑战。然而，只有通过 GD/SQ 方法，我们才能真正理解患者如何经历和描述癌症，他们的社会支持系统如何看待这一疾病，以及患者在抗癌旅程中可能遭遇的障碍。这些关键信息最好能在初次咨询中被揭示。在短程治疗中,常见的关键问题通常涉及以下一个或多个方面。

(1)患者迫切需要情感上的支持与认可,但这些在他们日常生活中可能缺失或难以获得;

(2)患者需要为自我与周遭世界的断裂寻找意义和秩序;

(3)过去行之有效的应对策略可能已不再发挥效用;

(4)患者承受痛苦的能力可能受到侵蚀,这限制了他们有效解决问题的潜力;

(5)癌症相关疼痛和疲劳可能导致患者更容易陷入抑郁和焦虑,这需要通过改变和接纳的策略来应对。

这些问题可能单独出现,也可能同时存在。为了帮助患者应对这些挑战,我们应引导他们参与以下步骤:

(1)识别并理解他们目前所处的恶性循环;

(2)设计出更有效的新模式;

(3)制订初步行动计划,实施新模式或恢复有效的旧模式。

接下来,让我们深入分析一个具体的临床案例。

五、 使用患者自己的隐喻构建个案概念化

即便尚未收集到进行完整个案概念化所需的数据之前,在首次会谈中构建一个简化的概念化及达成共识的治疗计划仍至关重要。采用患者自身语言的隐喻,可以提供一种方式就问题达成初步的共识,让患者感受到他们的痛苦被理解,并在治疗过程中拥有一个盟友。

一位已婚母亲,36 岁,她有两个孩子,因晚期癌症接受喉部切除术后 9 个月,现在处于姑息治疗中,正在接受疼痛管理。尽管手术在切除癌症方面算是成功,但她现在需要依靠喉咙上的电子发声设备来说话,这使她感到自己的声音变得机械化,像机器人,对此她感到很羞耻。

在首次会谈中,当询问到转介的原因时,她不仅表达了自己的想法,还说道:"我感到迷茫,觉得自己像个幽灵。没有人再注意我了。"

Albert Camus 曾写道:"要重返生活,我们需要恩典、需要一个家园,或者忘却自我。"(1995)我们可以假设这位患者感到无依无靠、四处漂泊,缺乏人际支持和资源。她所描述的看不见和迷失的幽灵意象,既强烈又触动人心。治疗师跟随这一意象,提出要帮助她变得被听见、被关注。迷失的意象还促使治疗师采用了另一个关于地图的隐喻:"如果我们能共同绘制一张地图,指引你回到人群,重新被听见,你觉得如何?"在这个阶段,治疗师和患者无需明确具体的步骤,这些可以在后续探讨。

患者对机器人般的声音感到羞耻,感觉自己在家中如同被忽视的幽灵。因此,治疗师和患者将拒绝说话确定为一个需要解决的问题。治疗师鼓励患者制作一张地图,实际上是画一张地图,帮助她回归家庭。此前,患者尽量不说话,而是通过写便条与家人沟通,但后来发现家人对阅读手写便条感到厌倦。在治疗师帮助下,患者从丈夫和孩子的角度思考,开始鼓起勇气使用电子设备发声。在第二次会谈中,她表示家人,尤其是孩子,更愿意回应她了。她感觉自己不再是幽灵,而更像是一个找回家园的人。

六、 情感支持与认可: 读 Atul Gawande 的老男人

有时,患者的应对策略和适应能力不仅有效,而且可能被外界低估。以下案例展示了在短程治疗中,认可患者的这些策略可能非常关键。

80 岁的 Herb Shayler 因抑郁评估需要,由肿瘤医生转介而来。Shayler 先生患有晚期前列腺癌,且病情复发,他曾因化疗相关的炎症

反应接受过类固醇治疗,而类固醇引发了一次抑郁发作。尽管化疗可能比其他治疗方法更有希望延长他的生命,但他拒绝再次接受类固醇治疗。肿瘤科医生希望鼓励 Slayer 先生考虑使用需要类固醇的药物,并让行为健康团队帮助他应对可能复发的抑郁症。

首次会谈中,参与者包括肿瘤学家、肿瘤专科培训医师、心理学家、Shayler 先生及其每次都会陪同的女儿。Shayler 先生双臂交叉坐着,对包括心理学家在内的团队成员表示出公开的怀疑。他认为团队希望他选择类固醇化疗方案,但他坚持自己做出决定。他感觉团队怀疑他做出理性选择的能力。在了解到两种现有选择最多只能再延长他18 个月的寿命后,他表示会考虑这些选择。他转向心理学家说:"你可能认为我应该尽一切努力延长生命,哪怕只是一点点。但也许生活的质量比长度更重要。"当心理学家同意不惜一切代价延长生命并不总是明智时,他感到惊讶。此外,心理学家还了解到他过去的抑郁发作曾剥夺了他的自我感。Shayler 先生是一个极其独立和坚定的人,习惯于忙碌、社交、承担家庭维修和帮助他人。之前的抑郁让他珍视的生活变得空虚无物。他明确表示,即使治疗可能延长几个月的生命,他也不愿再次经历那样的痛苦。作为对团队坚持的妥协,Shayler 先生同意再考虑一下,并勉强同意两周后再次与心理学家见面。

在后续会面中,Shayler 先生的女儿鼓励他单独与心理学家会面,而她在大厅等候。Shayler 先生担心心理学家会认为他是因抑郁而无法做出恰当决定,从而选择了一个不太可能延长生命但能在生命末期保持更高生活质量的方案。他坚决否认自己有自杀倾向或抑郁。实际上,他表达了他很想活得更久,但不愿不惜一切代价。他完成的PHQ‐9问卷并未显示出抑郁迹象,这与临床访谈和他女儿的报告相一致。

Shayler：我已经深思熟虑过了。我不想再经历上次的那种化疗。它摧毁了我的生活。你认为我们真的应该不惜一切代价活得更久吗？我不这么看。自从上次和你交谈后，我读了一本 Atul Gawande 的书——《最好的告别》(*Being Mortal*)。

治疗师：我对那本书很熟悉，也读过。能告诉我你从书中得到了什么启发吗？

（Atul Gawande 是一位外科医师兼作家，他的作品深刻探讨了生命终结的医学和伦理问题，其中包括他父亲的临终挣扎的回忆录。他鼓励读者思考何时应该避免临终关怀中的侵入性治疗和所谓的"英勇"行为，转而采取更为接纳和人道的态度面对死亡和临终。）

Shayler：他说出了我的心声。当时候到了，那就是到时候了。我们不应该延长不可避免的事尤其是当它只会带来痛苦时。我对死亡一点也不害怕，也没有恐惧。如果我的妻子在这里，她会支持我的。我想选择那些虽然不是最佳延长生命，但也不会带来痛苦的药物。如果有效，我会有更多有价值的时间。如果没有效果，我也准备好了接受。（患者与治疗师进行眼神交流，他的下巴坚定，但带着一丝防御的神情。）

治疗师：我认为你是一个明智且坚强的人。我很高兴你读了那本书。能告诉我哪些部分让你产生了共鸣吗？

我们接着讨论了书中的观点。Shayler 先生很高兴听到我不认为抑郁影响了他的判断，也无意劝他接受可能仅延长几个月生命，却可能再次引发深度抑郁的药物。Shayler 先生似乎第一次明显放松了下来，微笑着伸出手与我握手，并说"谢谢"。

当我让他的主治医生进来时，我问他是否读过《最好的告别》。他说没有。我向住院医生解释了我的发现和建议，然后让 Shayler 先生分享了他的书评,之后他们讨论了他的化疗选择。我去大厅接待 Shayler 先生的女儿,在回咨询室的路上与她沟通,告诉她要加入她父亲的会谈。她坚信她的父亲是明智、有能力的,完全能够掌控自己的决策,并且他希望有尊严地走向生命的终点,主宰自己的命运。

两个月后,当我穿过诊所大厅去见另一位患者时,与 Shayler 先生相遇。他和女儿再次来到诊所进行随访。他微笑着伸出手说:"我最近没读新书。"我说:"你已经读过那本最重要的书了。"

七、 使用空间隐喻和问题解决策略

我们已经目睹癌症如何逐渐占据一个人的生活,影响其关键功能。这种抑郁导致的退缩、隔离和无助感,正如 Strosahl 和 Robinson (2008)所描述的"抑郁性收缩(depression compression)"。然而,在某些情况下,这种状态可以被迅速扭转,这取决于患者本身、治疗的时机以及恰当模型的应用。以下案例展示了如何运用空间隐喻作为干预基础,并通过具体的步骤引导患者重拾生活。

Rebecca Whitaker,一位 37 岁的成功职业女性,已婚并育有三个年幼的孩子。在最初被诊断出患有罕见癌症的两年后,她的生活因抑郁和对疾病的恐惧而变得萎靡不振。手术改变了她的外貌,化疗削弱了她的体力。她对自己的能力和外观感到担忧。离开职场越久,她就越担心自己失去工作能力和市场价值,这进一步削弱了她外出和活动的意愿,仅限于基本的购物和照顾孩子。

她形容自己"喘不过气来",这是一个隐喻。治疗师询问:"如果这个房间象征你的生活空间,癌症会占据多大比例?"患者马上指出占据了 3/4。在使用认知治疗中的饼图技巧中,患者在一张纸上将 75% 的饼图用癌症填满。其他部分为:孩子、自我、配偶、工作、教堂、锻炼、财务、娱乐和朋友。随后,患者在另一张纸上绘制第二个饼图,并根据她认为每个部分应该有的空间进行填充。在这种情况下,癌症只应占据饼图的 25%,与目前的状况形成鲜明对比。治疗师拿起这张显示癌症只占据患者生活 25%的纸。

> **治疗师**:如果我们能想办法让癌症只占据它应有的 25%,这样就能为你所关心的其他事情留出更多的空间了。
>
> Rebecca:我希望其他部分能够扩大。尽管我对自己的外表感到担忧,我还是想找到一份新工作。我的朋友们因为我不接受他们的聚会邀请,已经开始疏远我了。
>
> **治疗师**:那如果我们能让这些生活领域的饼图逐渐扩大,让癌症的占比缩小,你觉得如何?
>
> Rebecca:我愿意尝试这样做。

患者的参与意愿表明她可能正处于一个转折点,这意味着她很可能从治疗中迅速受益。通过采用行为激活和问题解决策略,她计划联系朋友和尝试使用化妆品,来改善对自己外貌的感受。这些由患者自主选择的小步骤,实际上可能引发一种正向的螺旋效应,逐步帮助她调整职业生涯并重新投入到生活中去。

八、 使用人际技能:化疗室里担忧的女士

Celia Parker,45 岁,已婚并育有三个孩子。她患有转移性结肠癌,并且最近发现新的肿瘤。目前正在接受化疗,随后将进行手术。由于 Celia 表现出比以往任何时候都更深的恐惧和忧虑,肿瘤医生将她转介过来。尽管她之前经历过化疗和手术,但现在她发现面对这些治

疗变得异常艰难。

在化疗室进行的第一次会谈中,Celia 显得焦虑、忧心忡忡,并且情绪激动。治疗师最初推测,她不仅对手术感到害怕,还对可能致命的癌症复发心存恐惧。然而,Celia 主要担忧的是在她手术期间,父母来城里"支持"她时可能会引发家庭冲突。她担心丈夫、大儿子和父母之间,尤其是与母亲,可能会频繁发生各种规模的争执,就像频发的"游击战"。她描绘了一个反复出现的场景:在她麻醉和手术恢复期间,"家里会天下大乱"。这让她感到不安,尤其是因为"当我在手术期间,无法在家'监督'每一个人。"

第一次会谈的目的是确定她目前最担心的事情:手术期间家人的相处。

关键问题涉及家庭冲突,患者担心在手术期间家中会爆发争执。而维持这些担心的因素包括:

(1)患者的信念,即"如果我不在家,家里人肯定会大吵大闹,而且之后永远不可能和解",以及"只有我能够阻止我妈妈、我丈夫和大儿子不停地争吵";

(2)面对母亲的行为,患者长期感到无助,感到"喘不过气来且失去控制";

(3)患者坚信她的丈夫在她手术期间无法很好地照顾自己,而这与现有的证据相悖。

(4)她过去在人际冲突时总是回避,且尽力安抚他人,而不是采取更灵活、积极的方法来解决人际问题。

治疗师还协助患者处理她对即将发生的家庭破裂的恐惧。

治疗师:你认为他们有多大的可能一直争吵到连你从手术中醒来时,也不再对对方说话?

Celia：我不知道。我丈夫很保护我，但他并不是很喜欢我妈妈，只是忍着而已。大概就是这样。但我妈妈确实不讲道理，而我爸爸也从不和她争论。

治疗师：所以你认为你是唯一能阻止他们交战的人？

Celia：这有点像是我的工作。但我在被麻醉的状态下就没有办法去平衡他们了。

治疗师：我在想，如果有可能在无意识状态下还能充当调解者的话，你大概会这么做。

Celia：（笑）我想我面对的是一个不可能的情况。

治疗师：如果你和你丈夫谈谈你的担忧，他会怎么说？

Celia：他可能会说不用担心，他会处理的。

治疗师：嗯，你们已经在一起很多年了。你觉得他行吗？

Celia：也许吧。但我只是不想在手术后醒来，发现房间里的人都在生气。我想要醒来时感到平静。

治疗师：好的。那我们来看看能做些什么来帮助你平静地醒来？

Celia：那太好了。

治疗师和患者共同制订了一个问题解决计划，尽可能确保她在麻醉后醒来时能处于一个和平的环境中。这个计划包括信任她的丈夫不仅能够维持和平，还能确保任何可能感到激动或痛苦的人在她手术醒来时不会出现在医院房间里。她与丈夫直接沟通，将维持和平和秩序的责任委托给他。她接受了在手术期间家里可能出现的混乱局面，只要她能够平静地醒来，至少有丈夫在房间里陪伴就可以了。结合痛苦忍受和正念技巧，构成了 Celia 手术前的三次心理治疗。

九、 需要在夜晚被拥抱的女士

正如我们所见，情绪调节和寻求安慰的需求源自他人的认可。这一需求的背后可能隐藏着我们对爱、联结和安慰需求的进化核心，这些需求不仅深藏在我们幼时漫长发育的脆弱中，也深藏在对部落支持和包容的需要中（Gilbert，2009a；Hayes & Sanford，2014）。人际治疗采用类似的策略（Stuart & Robertson，2012），而结合了情境原则、情绪调节、痛苦容忍技能以及问题解决策略的 CBT 也这样做。

Sandra Jameson，一位 41 岁的女性，作家、诗人和教授，被诊断出患有乳腺癌，并被转介进行抑郁或焦虑障碍的治疗。在两次治疗的第一次中，她表示以前从未见过心理医生，过去也没有被诊断或治疗过抑郁或焦虑问题。ESAS－R、PHQ－9 和 GAD－7 的评估显示了她的痛苦，但没有明确的迹象表明她有严重的抑郁或焦虑障碍。她说自从被诊断为Ⅰ期乳腺癌以来，一直感到害怕、担忧和孤独。她已婚，有两个年幼的孩子。她担心自己的癌症会给本已忙碌的丈夫带来更多负担。她在晚上感到特别痛苦，当夜幕降临，丈夫入睡后，她独自躺在床上面对恐惧和担忧。她的担忧是 Wells（2009）所描述的Ⅰ型，基本上是正常的担忧，包括对癌症、手术、后遗症、治疗是否成功的担忧，以及对英年早逝的恐惧。尽管她必须早早起床照顾孩子，还要去大学工作，在恐惧爆发的那个晚上，她断断续续地睡到凌晨 2 点。因此，我们将她晚上的恐惧作为第一次治疗的焦点。看起来，她关于成为负担的信念，以及打扰丈夫休息的信念，使她无法在最需要的时候寻求支持和安慰。一个可能的策略是要求她验证她的信念，或者进行一个实验，比如直接向丈夫求助。之后会鼓励她采取与回避相反的行动，因为回避反而维持了她的隔离和恐惧。

治疗师：是谁说凌晨 3 点是灵魂的黑夜？

Sandra：F. Scott Fitzgerald。

治疗师：在那些黑暗的时刻，你做了什么来安慰自己或让自己平静？

Sandra：我只是躺在那里，担心和想象每一件可能出问题的事情。

治疗师：那没有太多安慰，对吧？

Sandra：不多。有时我会起床读书，或者看电视。或者做一些热巧克力。

治疗师：在其他你需要一些安慰的时候，你做了什么？

Sandra：我丈夫安慰我。

治疗师：但在午夜不行？

Sandra：那时他在睡觉，他需要睡觉。我不想打扰他。

我们讨论了她感到成为负担的心理。我询问她，如果情形互换，她的丈夫处于相似境地需要她的支持，她是否会感到烦恼。我们还通过换位思考，让 Sandra 设想其丈夫在了解她的需求时可能的回应，以及如果她受伤却拒绝向他求助，他会有何反应。我引导她想象，若她的丈夫知晓她在经历"灵魂的黑夜"时所承受的痛苦和孤独，他可能会说出什么话。

Sandra：他会说如果我需要，就叫醒他。

治疗师：所以他可能不会说"别打扰我！我很忙"？

Sandra：不会。我觉得他不会。现在我倒觉得如果他把我排除在外，他自己都可能会有点不高兴。

治疗师：我已经开始喜欢他了，尽管我还没有见过他。

Sandra：他很贴心。

治疗师：是的。听起来是这样。那如果他知道你受伤、孤独和害怕，他会怎么安慰你？

Sandra：他会抱我，甚至不说任何话。

治疗师：那你会感觉如何？让我们花一点时间静静地想象你被静静地拥抱。

（沉默）

Sandra：（闭上眼睛，想象，慢慢呼吸）我会感到很平静。

治疗师：那么这种平静给你传递了什么信息？如果这是一种信号，你觉得它想说什么？

Sandra：我需要在晚上被拥抱，我的丈夫不仅会这么做，而且如果他认为我在受苦却不向他求助，他会感到受伤和不安。

患者同意尝试这个看似简单的策略，并在几周后回访。她预定下周接受手术和化疗，并同意若感到需要更多心理治疗，将再次预约。同时，她丈夫的支持与身体慰藉在她所谓的"灵魂的黑夜"中，为她带来了很大的安慰。

十、 药物治疗

上述案例强调了心理干预的重要性。在治疗抑郁和焦虑时，许多策略如3分钟的呼吸练习、辩证行为治疗（DBT）中的痛苦忍耐技巧以及各类自我调节方法均适用。然而，在患者无法调动其适应能力，以及各种技能和策略失效时，考虑增加药物治疗也是明智之举。若患者偏好药物治疗而非心理治疗，亦应予以尊重。面对持续的剧烈痛苦，伴随痛感、失眠或认知能力下降，需迅速采取措施。未能及时缓解可能导致患者住院或者错失治疗良机,甚至增加自杀风险。短期使用抗焦虑药、安眠药或选择性5-羟色胺再摄取抑制剂有助于减轻强烈的身心痛苦。患者渡过危机,恢复原有应对能力后,可逐渐减少药物用量。如需长期支持,可鼓励患者重新接受认知行为治疗(CBT)或考虑长期药物治疗。在此过程中,CBT治疗师需与医疗团队合作,迅速稳定患者情绪,帮助他们从容应对紧迫且可能引起恐慌的治疗手段。

小　结

本章阐述了超短治疗的理论基础,并展示了如何通过整合认知行为治疗(CBT)来促进患者的接纳与改变。基于患者自身的优势和资源可以增强治疗效果的假设,超短治疗旨在培养和利用这些资源,制订改变路径,带来更多希望,并提升患者的问题解决能力,这种进步有时发生得非常迅速。我们鼓励短程CBT治疗师把握当下,洞察各种可能性,并灵活、创造性地应用第二章的原则,帮助患者在困境中学会接纳与改变。

要　点

(1)快速识别关键问题和维持因素。

(2)评估癌症引起的疼痛和疲劳,这些症状可能导致抑郁、焦虑和其他适应困难。

(3)认可痛苦背后的逻辑。

(4)激发患者的斗志。

(5)治疗中保持聚焦。

(6)在超短治疗中探索各种可能性:先设定小目标,同时期待积极结果。

（7）信任患者的内在智慧。

（8）对资源耗竭的患者，将痛苦正常化。

（9）根据需要结合心理治疗和药物治疗，给予患者基本保障。

（10）关注患者未察觉的问题，它们可能是问题持续的原因。

（11）专注于问题解决。

（12）在第一次会谈结束时，规划行动的第一步。

第九章　治疗师的自我照顾和自我练习

承担他人的重负,有时难免会被其压垮。

——Paul Kalanithi(2016)

显然,没有一个理智的人会建议,为了成为一名更有同情心、更优秀的肿瘤学家,一个人应服用他莫昔芬(一种内分泌治疗药物),或让自己接受全脑放疗。这种做法固然能增进对治疗副作用患者的同理心,但这种行为不仅不明智,简直是疯狂。相反,心理治疗的最佳途径是相信其疗效,并在个人生活中应用它(Padesky, 1996; Bennett-Levy 等, 2015)。

认知行为治疗(CBT)似乎已发展至与其早期行为和认知根源有所偏离。广义上,CBT 正朝本书阐述的方向演进。它仍坚守其科学的根基和愿景,拥有一个基于可验证假设的连贯理论体系,并提供众多由此理论衍生出的临床工具。同时,CBT 日益强调即使在逆境中,人们也应追求有意义、有目的的生活,并积极参与其中。最新的 CBT 模型越来越多地从全球各地的灵性、冥想和冥思传统中汲取灵感,将这些元素融入心理科学。此外,神经科学的进展帮助我们理解某些过程(如正念和接纳、涉及换位思考和自我关怀)是如何被激活和体现,这些不仅在行为和体验层面,而且在神经生理层面也是如此(Davidson & Begley, 2012;

Singer & Bolz, 2013；Ricard, 2015）。如果没有在支持性环境中培养对自己状态的觉察力，治疗师可能就会陷入职业倦怠（Figley, 1995）。新的CBT模型不仅关注患者，也关注我们自身。实践本书概述的原则不仅可以提高我们的临床治疗效果，还可以提升我们的幸福感，并更有节制地运用自我，而这也是我们工作的核心。坦率地说，我本人是在职业生涯早期经历了痛苦之后，才学到了这些教训。

多年前，我主导了一个为期三年的项目，与内城青少年凶杀案受害者的家庭工作。由于我发表了关于这项工作的文章，被受邀访问北爱尔兰，与当地治疗师取得联系，并在贝尔法斯特的一次全国性会议上交流，探讨如何协助战争创伤受害者。然而，那段时期，我变得情绪低落，开始反常地酗酒，我变得孤僻，对自己优越的生活感到羞愧。我的妻子和孩子过着安全幸福的生活，而社会中许多人因肤色或出生在不同的阶层而遭受残酷和不公的待遇。总之，我陷入了深深的抑郁中。一天晚上，在与妻子共进晚餐时，我告诉她我需要暂时离开临床工作。随后，我离开了一年，生活主要依靠积蓄和妻子作为教师的收入。那段时间，我写了两本书，并取得了卫生政策和管理的硕士学位。之后，我重返临床、教学和研究工作，决心从自己的职业倦怠中吸取教训，正如作家兼诗人的 Raymond Carver 所言："寻找'通往瀑布的新途（new path to the waterfall）'。"我相信我已经找到了。实际上，本书概述的原则让我理解了职业倦怠的原因，并指导我们如何保持对患者和团队的高度参与和有效性。

一、 原则

（一）正常看待人类痛苦

罹患癌症的痛苦不仅源于生活可能发生的巨大变化，还包括对死亡不断逼近的恐惧。治疗师有时也会感受到痛苦,因为患者所经历的疼痛和苦难可能会触动他们的情感。怎样避免呢? 接纳疾病与死亡是生命的一部分,这是世界传统智慧的核心所在。在与癌症患者工作的过程中,治疗师不仅需要掌握 CBT 模型提供的科学知识和临床技能,还需要掌握具体的策略来处理和接纳自己和团队在协助受苦者时所面临的痛楚。我们希望寻求方法,让情感上的痛苦为我们提供信息和指导,而非让我们偏离正轨,陷入职业倦怠和绝望的泥潭。

(二) 治疗师在促进治疗关系中的"自我"调整

我们已经认识到,在为癌症患者提供有效的 CBT 治疗中,治疗师本身就是一个核心的工具。例如,在正念认知治疗(MBCT)中,治疗师不仅被期望维持正念练习,而且即使没有接受专门的慈悲和慈爱冥想训练,治疗师的慈悲心态也可能是培养患者慈悲心的一个因素(Segal 等,2013)。关于慈悲心的最新神经生物学和心理学研究显示,共情和慈悲之间存在显著差异,这对所有助人者都具有重要意义。共情涉及与疼痛相关的大脑回路的激活:当患者感到痛楚时,治疗师也会感受到相同的痛楚。这种痛楚可能令人不快,导致回避、抑郁、无助和倦怠。共情本身就有可能使治疗师在生理和心理上受到影响。事实上,"慈悲疲劳(compassion fatigue)"一词或许更应该被称为"共情痛苦疲劳(empathic distress fatigue)"(Singer & Bolz,2013,第 470 页)。而慈悲心则激活了不同的大脑回路。Tania Singer 在 Max Planck 人类认知和大脑科学研究所的研究中发现:在慈悲心态下,人们深切感受到他人的痛苦,并处于关怀和平静的状态中,渴望帮助他人减轻痛苦。Matthieu Ricard 曾是一名微生物学家,也是一位长期修行的佛教僧侣,他曾在 Max Planck 研究所研究。他指出在慈悲状态下,他感受到的并非共情,而是被"唤醒了一种母亲对哭泣婴儿的温暖和关爱的感觉"。

然而,慈悲心并非达到某种特定情绪状态,而是为自身和他人的痛苦腾出空间,接纳并缓解这些痛苦。实际上,它更容易在平静和情绪稳定的状态中被唤起。然而,过多的情绪如恐惧、逃避的愿望、愤怒、悲伤等可能会淹没它。

慈悲心在情绪平稳和平静的状态中可以茁壮成长,同样,幽默和创造力也能在这种状态下蓬勃发展。因此,治疗师有节制地运用自我,涉及慈悲心的培养,包括自我关怀、情绪调节、平静、幽默和创造力的培养。治疗师的慈悲心是核心,必须由治疗师自己培养,如果在治疗师所处的环境和生态系统中得到滋养,那将更加理想。以下原则将聚焦于促进这种状态和过程的练习。

1. 发现偏离治疗和导致倦怠的信念　正如患者可能会带着影响治疗的认知和行为进入治疗过程,治疗师也可能如此。行为健康专业的临床医生需要巧妙地运用CBT,真实地评估自己对于工作和自我角色的信念和想法(Leahy,2001)。此外,自我实践和自我反思不仅能够增强治疗师的技能,还能促进其个人成长,这两者相互促进(Bennett-Levy 等,2015)。学会识别自己的认知偏差、僵化和不灵活的规则与假设,以及回避的行为,不仅能提高我们的治疗效果,还能帮助我们免受痛苦。例如,设想一位心理咨询师/治疗师有如下信念:"我不能忍受看到一个年轻母亲死去""我必须帮助所有来找我治疗的患者""我不能承受过多的悲伤"或者"我必须对每位患者都投入感情"。一个人要么发展出更灵活的信念并与其保持距离,同时对恐惧持更开放和接纳的态度,否则随之而来的就是倦怠。如果一个人发现自己无法立即达到这种灵活性,最好的做法是接纳这一点,并相应地选择适合当前的治疗目标和任务。了解并尊重自己当前的局限绝无任何不妥,这些局限可以随时被重新定义。临床工作的一大优势是,能在我们准备好的时候

激发个人成长。就我个人经历而言,我对自己和治疗模型抱有不切实
际的期望,坚信自己"应该"能够帮助那些因家人被谋杀而破碎的家庭,
包括年轻的兄弟姐妹、母亲、父亲和祖父母。当他们药物或酒精滥用,
或是陷入绝望,或者治疗未能继续时,我会觉得是自己让他们失望,你
可以想象这会导致什么后果。

现在,花些时间反思你的那些核心信念,包括那些触动你情感的
心理意象。如果你是咨询小组或彼此高度信任的团队一员,可以询问
同事他们如何看待你对工作的信念和立场。当你对治疗形成了自己
的信念、规则和假设时,将这些热认知写下来。

(1) _____

(2) _____

(3) _____

(4) _____

(5) _____

看看上述信念是否与以下信念相匹配。

(1) 我承诺在未来的职业生涯中不断提升我的技能,认识到自己
是不完美的治疗师,并且永远不会完美。

(2) 我承诺尽我所能帮助患者减轻他们的痛苦。

(3) 我承认接纳痛苦是人生的必经之路,包括我自己的痛苦。痛
苦不是敌人。

(4) 我相信患者拥有巨大的力量和智慧,他们能够并将会利用这
些来应对他们的处境,也相信自己也拥有这样的智慧。

(5) 我是患者改变的催化剂,但我不负责让他们改变。我最多可
以打开一扇门。我相信患者会知道何时,或者是否应该进入改变生活
之门。

(6) 人们并不像想象中那么脆弱,不一定需要治疗或认知行为治

疗来找到人生的道路。

上述替代性信念并不是"正确"的答案,也没有所谓的"正确答案"。它们是我为自己想出的一些看待这项工作的方式。稍后,我将为您提供建议产生你自己的潜在新规则和假设。

2. 建立有弹性的自我过程和存在方式 在构建有弹性的自我过程和新的存在方式的第一步(Bennett-Levy 等,2015)是通过正念。正念练习培养我们关注体验和与体验共存的能力,无论这种体验的内容如何。这反过来有助于锻炼接纳和慈悲的能力。接纳与承诺治疗(ACT)、辩证行为治疗(DBT)和正念认知治疗(MBCT)从会谈中的体验性练习到更正式的静坐冥想都在培养正念。虽然这些实践有灵性的部分,但它们最初都是聚焦在注意过程上。然后,我们练习与不愉快和愉快的体验共存,既不追随也不回避。这样做的目的是培养自由选择面对不愉快和愉快体验的能力,既不条件反射式地推开它,也不在该放手时还不放手。

人类本能地倾向于逃避痛苦,然而,通过灵活而持久的觉察与关注,我们能够增强与意识中出现的各种体验共处的能力。佛教老师Pema Chödrön 将这种能力称为"只是停留"(Chödrön, 2001)。这种能力的发展有助于提升我们的接纳能力。例如,在与一位脑癌晚期、膝上坐着孩子的年轻母亲进行交谈时,治疗师可能会经历极大的情感挑战。同样,与一位因癌症而被迫推迟实现梦想的年轻人交谈,也可能引发治疗师深刻的痛苦。尽管科学尚未能根除疾病,但治疗师必须学会将接纳疾病作为生活的一部分。对自己和他人的关怀,以及减轻他人痛苦的温柔愿望,在临床实践中扮演着至关重要的角色。

慈悲训练能够增强治疗师自我过程的弹性。正念训练培养元认知意识,或 ACT 所指的解离(defusion),使治疗师能够以关怀和接纳的心态轻松地承载内在体验。然而,专门的慈悲训练也是不可或缺的。

如前所述,共情和慈悲是不同的过程。仅仅感受到他人的痛苦并不足以保证有效的治疗或避免职业倦怠。慈悲是从元认知意识、接纳和平静的自我状态出发,对他人痛苦有觉察和共鸣,并带着尽自己所能减轻痛苦的意愿。这是一项技能和一系列的意愿,可以通过体验性练习和实践来培养。幸运的是,科学和临床实践正在交汇,涌现出许多慈悲训练计划(Germer, 2009; Gilbert, 2009a; Singer & Bolz, 2013; Tirch 等,2014)。Singer 和 Bolz 的著作可以作为电子书免费下载,其中包含了现有训练的详细计划。你也可以联系培训中心了解更多关于研讨会和其他培训机会的信息。我个人的做法是,每天在开诊前,坐在咨询室里、关上门、打开灯、采取正念姿势,就像我教别人的那样,以舒适和庄重的方式,带着微笑,手轻轻向上,手掌张开,腹式呼吸做如下宣言:

(1)今天,我全心全意地帮助每一位寻求帮助的人。我深信,通过我们的共同努力会找到减轻他们痛苦的方法。

(2)今天,我愿意敞开心扉,接纳他们的痛苦与苦难,并且也为自己的痛苦留出空间,因为它们同样可能在今天出现。

(3)我衷心感谢我的老师,他们在我的生活和实践中给予了我宝贵的知识与技能。

(4)吸气——感受慈悲、放松、勇敢。呼气——将慈悲、放松、勇敢传递给今天诊所中的每一个人。我自己、清洁工、实验室技术员、管理员、护士、医疗助理、医生助理、医生、患者和他们的家属。

我习惯将这些宣言记录在公文包中的一张卡片上。有时,我会逐字背诵这些话语;有时,我会花几分钟时间,深入思考它们背后的初衷;有时,我可能只专注于其中一个点。我不仅为患者及其家人做这件事;我也为自己的幸福做这件事。我会带着这些信念去面对今天的患者。

3. 关注优势、价值观和福祉　正如我们利用患者的优势和价值观帮助他们一样,我们也应该运用同样的策略来服务于自己。治疗师可以花几分钟时间回顾价值生活问卷(Valued Living Questionnaire)(Wilson 等,2010)的结果,该问卷已在第六章中介绍用于抑郁症治疗。

现在,请花些时间审视你的价值观,并对每个领域的重要性进行评分。思考这些价值观如何支持你为癌症患者提供服务。同时,思考这些价值观如何帮助你支持他人,以及如何让你对自己展现关怀。现在,让我们暂时放下问卷,稍后在设计行动计划时再重新审视。我们关怀他人的能力会因自我关怀而得到加强。最新的神经科学研究显示,幸福和平静的状态,以及合理调节强烈情绪,有助于照护他人并激发即时的创造性。这些存在方式(Bennett-Levy 等,2015)可以潜移默化地形成,就像通过举重锻炼肌肉,通过学习、培训、专家观察和评估提升心理治疗技能,或者通过练习和导师指导提升音乐技巧一样。

如果我们能够基于强化治疗师的优势和价值观制订策略,有意识地构建自我过程或存在方式,这些方式不仅支持我们的工作,同时也增进我们自身的幸福,这难道不正是我们向患者提供的核心服务吗?

为了构建一种更为灵活、注重当下、高参与度且以价值观为引领的自我状态,我们不必摒弃自身的经历、思维或那些令我们感到痛苦的情绪与行为模式。我们的经历无法抹除,许多形式的 CBT 及其背后的科学研究均认识到这一点(Teasdale, 1999; Brewin, 2006; Hayes、Strosahl & Wilson, 2012; Korrelboom 等, 2012; Korrelboom 等, 2013; Segal 等,2013; Bennett-Levy 等,2015)。我们可以学会以温和而持久的方式为既有的想法、意象、身体感觉、记忆、情绪和行为模式腾出空间,不再将它们视为敌人或与之对抗。它们可以在一种接纳与开放的氛围中被一个智慧、观察性的自我所容纳,从而让我们能更自由地选择在当下采取行动。当达到这种状态时,你会发现这些新的视角、姿态、身体感觉,尤其是行动,将助力你在世界中塑造一种全新的存在方式。关于自我练习与自我反思的一个模型,可参考 Bennett-Levy 等(2015)的研究。我将借鉴该模型,设计一套策略,让你能在个人生活中进行实验(通过锻炼、灵性修行、文学、音乐、创意活动以及感恩练习)。

4. 和环境建立联结   人类作为一种群居生物,对于爱、认同和生存有着极高的社会环境依赖性。个体并非孤立存在于环境之中。众多针对抑郁和焦虑的癌症患者的短期干预策略,都着重于帮助他们获得社会支持,培养换位思考的能力以理解生活中的他人,并更有效地与他人互动,包括医疗团队成员和亲属。受限的社交环境预示着在情感上以及心理、生理应激标志方面可能会有较差的结果。心理咨询师/治疗师在癌症护理团队中的潜在作用之一,是促进人文关怀,这不仅针对患者,也适用于团队成员之间。理想情况下,肿瘤团队应类似于辩证行为治疗(DBT)中的咨询团队,在关心、评估和减轻职业倦怠方面发挥作用,建立团队间的默契与承诺,从而改善患者护理和员工福祉。即便人手不足,心理咨询师/治疗师也需寻找至少一两位志同道合的同事,形成相互支持的小组。此外,团队内部有更多机会进行案例交流和提升临床技能,这些都是心理咨询师/治疗师让专业发展可持续的组成部分。

审视你的价值观问卷,记录下那些能够给予你支持的人,以及你能够支持的人,让他们协助你做出更契合自身价值观的选择与行动。面对复杂的人际关系、工作中的不满、自我设限和有害的治疗观念、身体健康挑战、缺乏运动或活动、因忙碌而忽略的休闲娱乐、以及灵性成长的缺失,这些因素不仅会影响你的幸福生活,最终也可能影响您的工作。通过对目标的深思熟虑、有意识地提升个人能力,并寻求社会支持,我们可以不断发展和提升自我。

二、 应对特定挑战的行动

在职场中,每个人都将不可避免地遭遇各种挑战。我们可以借助认知行为治疗(CBT)的工具来有效应对这些挑战。请将注意力集中在你所面临的挑战上,无论是某个具体个案还是工作的其他方面,探究一下恶性循环模型是否能帮助你理解自己对挑战的反应。

首先,思考在这个情境中触发反应的具体事件是什么。关注你对这个触发事件所产生的想法和(或)场景。同时,留意当你陷入这种循环时,身体上出现的感受和情绪。思考一下随之产生的冲动和行为是什么？这些冲动和行为对你以及情境中的其他人都带来了哪些后果？观察这是否形成了一种看似无休止的循环,在这个循环中,情况不断重演,似乎难以控制,就如同被习惯所操纵。接下来,花些时间回归到自我,注意在这个循环中你所扮演的"我"的角色。请用几分钟时间填写下面的循环表,帮助我们更好地理解这一过程。

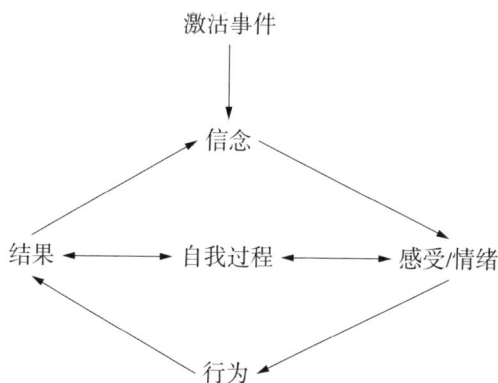

激沽事件

信念

结果 ←→ 自我过程 ←→ 感受/情绪

行为

图 9.1 恶性或良性循环

以下是另一位治疗师 Janelle 的案例。她是一位资深的临床心理学家,在过去的五年中一直致力于为癌症患者提供服务。然而,在新的工作团队中,她仅工作了八个月。从 Janelle 填写的恶性循环表中,我们观察到,她与一位肿瘤科医生之间的冲突成了激活恶性循环的触发事件。

具体而言,Janelle 觉得 X 医生不仅对患者的要求过于苛刻,缺乏体贴,对待自己的团队亦是如此。作为团队中的心理咨询师,Janelle 最近在一次晨间查房中感受到 X 医生对她的冷漠,以及对她在一位具有边缘性人格障碍特征患者身上的工作表现感到不满。这位患者混乱的生活方式和爆发性的情绪不仅令 X 医生感到反感,也给整个团队带来了极大的困扰。在查房过程中,X 医生似乎对 Janelle 未能迅速处理患者频繁的电话咨询和指导患者更有效地与团队合作表示不满。因此,Janelle 开始对查房中的事件开始胡思乱想,感到越来越愤怒和恐惧,身体也变得紧张。她的睡眠质量受到影响,甚至对早上查房产生恐惧。她尽量避免与 X 医生直接对话,转而向其他团队成员抱怨,他们也都认同 Janelle 对 X 医生的看法。Janelle 意识到这种模式不仅损害了团队协作,还使自己陷入了一种卑微、软弱和无能的状态,难以自拔。她认识到这反映了她过去生活中的旧有模式,并决心改变现状,这不仅是为了自己,也是为了整个团队。

Janelle 深入反思了自己对 X 医生以及自身的信念。尽管 X 医生可能对她抱有不满,甚至可能不再向她转介患者,但经过反思,她仍然坚信自己的职位是安全的。她也意识到,X 医生对所有这类患者都会产生强烈的反应。Janelle 的脆弱感可能被过分放大,这在一定程度上与她早期的成长经历有关,这些经历可能在她原生家庭中形成了某些核心信念。她向一位值得信赖的资深心理学家寻求咨询,并制订了一套后续计划,目的是打破逃避、恐惧、愤怒、焦虑和身体紧张的情绪的恶性循环,努力感受自己真正的能力。她安排了一次与 X 医生的私下交流。尽管在交谈中感到害怕,但她明白 X 医生有时也会感到无力帮助这位特殊的患者,对患者产生愤怒,随后又因愤怒而感到愧疚。X 医生承认,他希望 Janelle 能够迅速改变患者,认为这是心理学家和心理咨询师/治疗师应当承担的责任。Janelle 向 X 医生分享了自己的疲惫感,以及对于自己的工作未能得到认可的担忧。她向医生解释了边缘性人格障碍的特征,并帮助他理解这样的患者通常生活已极为艰难,癌症的折磨更是雪上加霜,使他们难以应对。她设定了一些现实的目标,包括团队如何在电话沟通中设立界限,以及患者在复查时可以采用哪些情绪调节策略。尽管没有快速解决问题的办法,但他们制订了一个相对初步的计划。在与 X 医生的会谈结束时,两人都感到对彼此以及在团队中的角色有了更深的理解。Janelle 还向曾经抱怨过 X 医生的其他两位团队成员解释说,她对 X 医生的动机和性格有了新认识,并愿意与所有团队成员高效合作,不再传播办公室八卦,因为这无助于问题的解决。通过这次经历,她获得了更强烈的自我认同感,感到自己在工作中更有成效,内心变得更强大,能够更有效地面对团队关系中的内心波动。良性循环已然形成。

现在,让我们回顾一下你在工作中遇到的恶性循环(图 9.2)。看看之前填写的关于自我和工作的信念,是否在循环中有所体现。接下来,让我们以确定的工作问题为起点,共同构建一个良性循环(图 9.3)。

请舒适地坐在椅子上,保持一个既舒适又自信的坐姿。让您的背部尽可能地挺直,随着呼吸的流动,感受腹部的起伏。轻轻提起横膈膜,让新鲜的空气缓缓填满您的肺部。在这一刻,允许自己感受到地球引力的存在,它将您的身体轻柔地拉向椅子和地板。在此空间中,想象自己完完全全地存在。对自己展现关怀,关注周围环境对您的大脑、情绪和身体的影响。放慢节奏,花几分钟的时间去感受这些联系,然后缓

激活事件
苛刻，不近人情的肿瘤医生

信念
"他很小心眼"
"这个患者我没处理好"
"他不会再转介患者给我了"
"我年底考核要完了"

结果
造成团队内部不和

自我过程
卑微，软弱，无能

感受/情绪
愤怒，恐惧
疲惫，身体总是紧张

行为
不和医生讲话
向同事抱怨

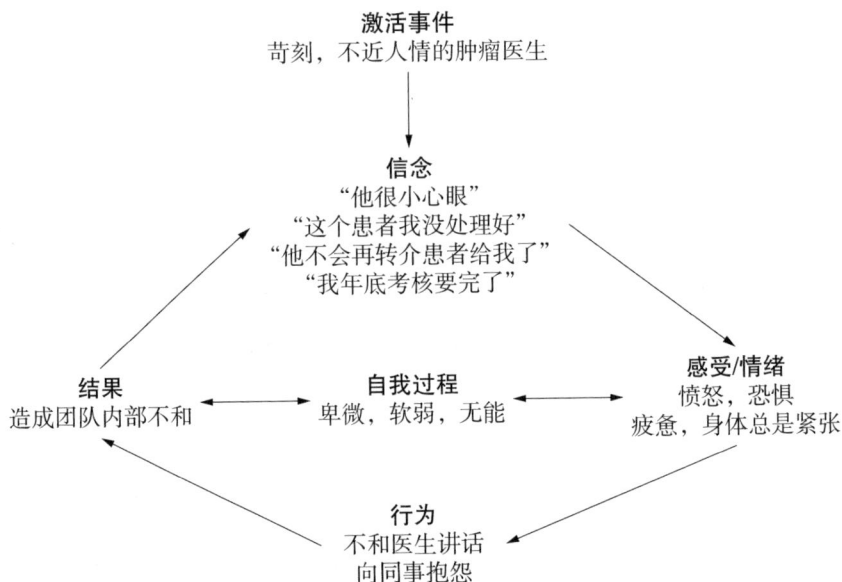

图 9.2　恶性循环(Janelle)

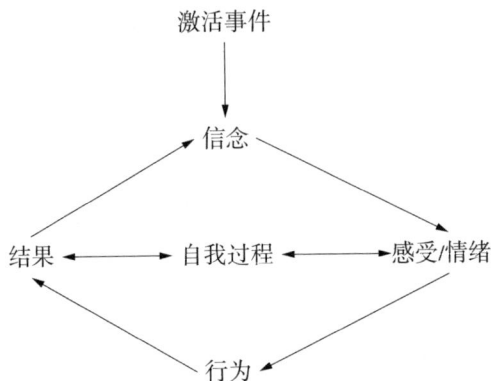

激活事件

信念

结果　自我过程　感受/情绪

行为

图 9.3　良性循环

缓地将意识带回到良性循环图上。

　　是否有其他的角度可以帮助你理解当前的处境？是否还有其他的解释，它们不仅与事实相符，而且能够帮助你更好地应对这个局面，帮助你成为理想中的自己？在关注痛苦的同时，你能否以温柔的态度对待自己的情绪,让它们引导你前行? 留意身体的感受,思考情绪和身体反应试图传达给你的信息。想象一下,制订一个全新的策略,它要么能够带来不同的结果并可以付诸实践;要么在目前无法改变结果的情况下,帮助你有效地应对相关的情绪和想法。在表格上记录下你的思考。全身心地投入到实施这些改变或接纳的策略中,以实验的心态观察这会带来哪些变化。这些变化不仅会体现在改善恶性循环上,也会在你努力成为的那个自我上显现出来。

三、 构建幸福

Janelle 深受身体感受和情绪的冲击,原本稳固的问题解决能力被恐惧与逃避心理所压倒。在深入反思自己的价值观之后,Janelle 拟定了一份更为高效的长期计划应对生活中的挑战。在认真审视个人价值观后,她意识到过去八个月来,自己在健康、重要的人际关系以及生活乐趣方面关注不足。或许是为了向团队证明自己,她牺牲了休息与娱乐,忽略了定期的锻炼,尽管她清楚地知道锻炼可以缓解抑郁、焦虑情绪,提升幸福感和情绪调节能力。与此同时,她与朋友相聚的时光减少,丈夫也常抱怨她在性生活方面的反应和兴趣有所减退。Janelle 决心制订一项详尽的计划解决这些问题。她首先具体构想出每一步可能的行动,包括适度地恢复锻炼和娱乐活动。她设想自己在与丈夫重建联结时的感受,相信问题主要源于工作而非婚姻本身。最终,她开始在团队晨会中分享诗歌、冥想、祈祷、对患者的关怀以及临床挑战,这种精神层面的深入交流令团队成员均感到愉悦。某天早晨,X 医生也带来了一首最近深深触动他的关于疗愈的诗歌,并在晨会上朗读给大家听。

以下是 Janelle 计划中的部分内容。

（一）管理大脑的行动计划

Janelle 承诺在下结论前先核实事实真相并信任自己：若她的痛苦感受真实存在，将寻觅有效的方法来应对生活的种种现实。此外，她决定报名参加一个以正念为基础的减压课程，培养并练习以非评判的态度观察自己的思维、情绪体验以及身体感觉。Janelle 还开始在网络上观看关于自我关怀的视频，因为她逐渐意识到内心深处有一个严苛的批评者，有时会导致她出现自我伤害的行为。也意识到她对自己和他人过于苛刻，Janelle 计划每周记录 2～3 件让她感恩的事情。为此，她购买了一个小笔记本，放置在床头柜上，以便随时记录。她决定先将感恩练习的范围限定在工作相关的事项上。一个月后，她惊讶地发现，在工作中有许多人和事都值得她感激。

（二）针对身体和情绪的行动计划

Janelle 深刻认识到自身健康的重要性，并承诺采取切实可行的小步骤来增强锻炼。她开始带运动鞋去上班，并邀请一位同事陪同她每周进行 2 次 20 分钟的散步。虽然她考虑过重新参加瑜伽课程，但目前认为散步是更易实现的选择。Janelle 还承诺每周在医院的休闲区进行按摩放松。此外，她计划在每个工作日的夜晚留出时间，点一支蜡烛，与丈夫一起聆听能舒缓情绪、适合冥想的音乐。最后，鉴于她和丈夫都认为有线电视新闻过于煽动情绪而缺乏实质内容，Janelle 决定不再每晚观看新闻，而是在享受音乐之后，阅读一首她最喜爱的作家的诗。

（三）联结社会环境的行动计划

Janelle 在审视自己的价值观时，意识到她已逐渐与爱和支持的来源疏远。她承诺将增加与丈夫共度的愉快时光,包括增进身体接触和情感交流。她还与一位久未联系的好友恢复联系。在职场上,Janelle重新启动了教学和指导工作,坚守作为专业人士终身学习的承诺。她为研究生提供了关于癌症患者和家庭认知行为治疗实践的课程,深受学生喜爱。此外,她承诺将把自己的幸福计划分享给同事们,并希望在实施行动计划时能得到他们的支持。一个月后,同事们向 Janelle 展示了他们自己的幸福计划,并请求她的支持。正如我们先前所观察到的,Janelle 还自发地启动了晨会计划,这不仅提升了肿瘤团队的专业水平,也增强了个人福祉,这一做法很快成了团队日常工作中的一个重要环节。

最后,让我们以制订你的幸福计划来结束这一章节和这本书。请花些时间静坐在椅子上,反思那些指引你职业和生活的价值观和方向。如果你愿意,可以闭上眼睛,走近那个向患者传递智慧和慈悲的自我。探索这个自我是存在于你的内心还是外部。展望未来,或许三年后,那个充满智慧和慈悲的自我将回望此刻坐在椅子上的你。也许,未来智慧的自我会给你一些启示,关于你的幸福计划可能呈现的模样。想象自己完成那个计划,想象它在你的生活中栩栩如生的情景,并体验那背后的生活状态。现在,回到当下,看看你是否能找到实现它的动力。

请投入时间制订一份计划,确保该计划中至少有 90% 的把握能在随后一个月内完成。至于月底,你可以依据个人意愿对计划进行更新。列出可以分享这些计划的人:

幸福计划的伙伴姓名: _____

管理大脑的行动计划: _____

　　　　针对身体和情绪的行动计划：_____

　　　　联结社会环境的行动计划：_____

附 录

埃德蒙顿症状评估量表（Edmonton symptom assessment scale/ESAS‐FS）（门诊版）

姓名： 门诊号： 出生日期：

填表日期：_____ 填表时间：_____

你在过去24小时的总体感觉：

请圈选最能代表症状的数字

不疼痛————0 1 2 3 4 5 6 7 8 9 10————最剧烈的疼痛

不疲劳————0 1 2 3 4 5 6 7 8 9 10————最强烈的疲劳

不恶心————0 1 2 3 4 5 6 7 8 9 10————最严重的恶心

不抑郁————0 1 2 3 4 5 6 7 8 9 10————最严重的抑郁

不焦虑————0 1 2 3 4 5 6 7 8 9 10————最严重的焦虑

不困倦————0 1 2 3 4 5 6 7 8 9 10————最强烈的困倦

不气短————0 1 2 3 4 5 6 7 8 9 10————最严重的气短

食欲极好————0 1 2 3 4 5 6 7 8 9 10————食欲极差

感觉健康
状况极好　0 1 2 3 4 5 6 7 8 9 10　状况极差
感觉健康

睡眠极好————0 1 2 3 4 5 6 7 8 9 10————睡眠极差

无经济
困扰　　0 1 2 3 4 5 6 7 8 9 10　困扰
极度经济

无精神痛苦
(和灵魂/存在有　0 1 2 3 4 5 6 7 8 9 10　神痛苦
关,非生理性痛苦)
极度精

填表人:□患者本人　□家属

参考文献

1. Aderka, I., Nickerson, A., Boe, K., & Hofmann, S. (2012). Sudden gains during psychological treatments of anxiety and depression: a meta-analysis. *Journal of Consulting and Clinical Psychology*, 80:93 – 101.

2. American Cancer Society. (2012). *Cancer treatment and survivorship facts and figures 2012 – 2013*. Atlanta, GA: American Cancer Society.

3. American Cancer Society. (2014). *Cancer facts and figures*, 7. Atlanta, GA: Ameri-can Cancer Society.

4. American Psychiatric Association. (2013). *Diagnostic and statistical manual of mental disorders (5th Edition)*. Washington, DC: Author.

5. Anda, R., Butchart, A., Felitti, V., & Brown, D. (2010). Building a framework for global surveillance of the public health implications of adverse childhood expe-riences. *American Journal of Preventive Medicine*, 39(1):93 – 98.

6. Antoni, M. (2003). *Stress management intervention for women with breast cancer*. Washington, DC: American Psychological Association Press.

7. Antoni, M., Lehman, J.M., Kilbourn, K.M., Boyers, A.E., Culver, J.L., Alferi, S. M., ... Carver, C.S. (2001). Cognitive-behavioral stress management inter-vention decreases the prevalence of depression and enhances benefit finding among women under treatment for early-stage breast cancer. *Health Psychology*, January, 20(1):20 – 32.

8. Arch, J. & Mitchell, J. (2016). An Acceptance and Commitment Therapy group intervention for cancer survivors experiencing anxiety at re-entry. *Psycho-Oncology*, 25(5): 610 – 615.

9. Baer, R. (2014). *Mindfulness-based treatment approaches: clinician's guide to evidence based and applications (2nd Edition)*. London: Elsevier.

10. Baer, R. & Walsh, E. (2016). Treating acute depression with mindfulness-based cognitive therapy. In *Treating depression: MCT, CBT and Third Wave Therapies*, 344 – 368 (A. Wells & P. Fisher, Eds.). West Sussex, UK: John Wiley & Sons.

11. Baker, P., Beesley, H., Dinwoodie, R., Fletcher, I., Ablett, J., Holcombe, C., & Salmon, P. (2013). 'You're putting thoughts into my head': a qualitative study of readi-

ness of patients with breast, lung or prostate cancer to address emotional needs through the first 18 months after diagnosis. *Psycho-Oncology*, 22:1402 – 1410.

12. Barlow, D., Allen, L., & Choate, M. (2004). Towards a unified treatment for emo-tional disorders. *Behavior Therapy*, 35:205 – 230.

13. Bartley, T. (2012). *Mindfulness-based cognitive therapy for cancer.* London: Wiley-Blackwell.

14. Bateman, A. & Fonagy, P. (Eds.). (2012). *Handbook of mentalizing in mental health practice.* Washington, DC: American Psychiatric Publishing.

15. Beck, A. (1996). Beyond belief: a theory of modes, personality, and psychopathol-ogy. In *Frontiers of cognitive therapy*, 1 – 25 (P. Salkovskis, Ed.). New York: Guil-ford Press.

16. Beck, A., Davis, D., & Freeman, A. (2006). *Cognitive therapy of personality disorders (3rd Edition).* New York: Guilford Press.

17. Beck, A. & Dozois, D. (2011). Cognitive therapy: current status and future directions. *Annual Review of Medicine*, 62:397 – 409.

18. Beck, A. & Emery, G. (1985). *Anxiety disorders and phobias: a cognitive perspective.* New York: Basic Books.

19. Beck, A. & Haigh, E. (2014). Advances in cognitive theory and therapy: the generic cognitive model. *Annual Review of Clinical Psychology*, 10:1 – 24.

20. Beck, A. & Rush, J. (1979). *Cognitive therapy of depression.* New York: Guilford Press.

21. Beck, J. (1995). *Cognitive therapy: basics and beyond.* New York: Guilford Press.

22. Beck, J. (2011a). *Cognitive therapy: basics and beyond (2nd Edition).* New York: Guilford Press.

23. Beck, J. (2011b). *Cognitive therapy for challenging problems: what to do when the basics don't work.* New York: Guilford Press.

24. Bennett-Levy, J., Butler, G., Fennell, M., Hackmann, A., Mueller, M., & Westbrook, D. (2004). *Oxford guide to behavioural experiments in cognitive therapy.* Oxford: Oxford University Press.

25. Bennett-Levy, J., Thwaites, R., Haarhoff, B., & Perry, H. (2015). *Experiencing CBT from the inside out: a self-practice/self-reflection workbook for therapists.* New York: Guilford Press.

26. Borkovec, T.D. (2006). Applied relaxation and cognitive therapy for pathological worry and generalized anxiety disorder. In *Worry and its psychological disorders: theory, assessment and treatment*, 273 – 288 (G. C. L. Davey and A. Wells, Eds.). Chichester, UK: John Wiley & Sons.

27. Boszormenyi-Nagy, I. & Krasner, B. (1986). *Between give and take: a clinical guide to contextual therapy.* New York: Brunner/Mazel.

28. Breitbart, W. & Poppito, S. (2014). *Individual meaning-centered psychotherapy for patients with advanced cancer: a treatment manual.* Oxford: Oxford University Press.

29. Breitbart, W., Rosenfeld, B., Gibson, C., Pessin, H., Poppito, S., Nelson, C., Olden, M. (2010). Meaning-centered group psychotherapy for patients with advanced cancer: a pilot randomized controlled trial. *Psycho-Oncology*, 19(1):21 – 28.

30. Brewin, C. (2006). Understanding cognitive behavior therapy: a retrieval competition account. *Behaviour Research and Therapy*, 44:765 – 784.

31. Brintzenhofe-Szoc, K., Levin, T., Li, Y., Kissane, D., & Zabora, J. (2009). Mixed anxiety/depression symptoms in a large cancer cohort: prevalence by cancer type. *Psychosomatics*, 50(4):383 – 391.

32. Brown, D. W., Anda, R. F., Felitti, V. J., Edwards, V. J., Malarcher, A. M., Croft, J. B., & Giles, W. H. (2010). Adverse childhood experiences are associated with the risk of lung cancer: a prospective cohort study. *Public Health*, 10(20). DOI: 10.1186/1471 – 2458 – 10 – 20.

33. Bruera, E. & MacDonald, S. (1993). Audit methods: the Edmonton symptom assessment system. In *Clinical audit in palliative care*, 61 – 77 (I. Higginson, Ed.). Oxford: Radcliffe Medical Press.

34. Budman, S. & Gurman, A. (2002). *Theory and practice of brief therapy*. New York: Guilford Press.

35. Butler, G., Fennell, M., & Hackmann, A. (2008). *Cognitive-behavioral therapy for anxiety disorders: mastering clinical challenges*. New York: Guilford Press.

36. Camus, A. (1955). *The myth of Sisyphus and other essays*. New York: Albert A. Knopf.

37. Capra, F. & Luisi, P. (2014). *The systems view of life: a unifying vision*. Cambridge: Cambridge University Press.

38. Carlson, L. & Speca, M. (2010). *Mindfulness-based cancer recovery*. Oakland, CA: New Harbinger Press.

39. Carver, C. & Antoni, M. (2004). Finding benefit in breast cancer during the year after diagnosis predicts better adjustment 5 to 8 years after diagnosis. *Health Psychology*, 23(6): 595 – 598.

40. Chang, V., Hwang, S., & Feuerman, M. (2000). Validation of the Edmonton symp-tom assessment scale. *Cancer*, 88:2164 – 2171.

41. Chödrön, P. (2001). *The places that scare you: a guide to fearlessness in difficult times*. Boulder, CO: Shambhala.

42. Clark, D. A. & Beck, A. T. (2010). *Cognitive therapy of anxiety disorders: science and practice*. New York: Guilford Press.

43. Clark, D. A. & Beck, A. T. (2012). *The anxiety and worry workbook: the cognitive behavioral solution*. New York: Guilford Press.

44. Clark, D. M. (1986). A cognitive approach to panic. *Behaviour Research and Therapy*, 24: 461 – 470.

45. Cohen, R., Bavashi, C., & Rozanski, A. (2016). Purpose in life and its relationship to all-cause mortality and cardiovascular events: a meta-analysis. *Psychosomatic Medicine*, 78(2): 122 – 133.

46. Cook, S., Salmon, P., Holcombe, C., Cornford, P., Dunn, G., & Fisher, P. (2015). The association of metacognitive beliefs with emotional distress after diagnosis of cancer. Health Psychology, 34(3):207 – 215.

47. Cormier, H. (2001). *The truth is what works: William James, pragmatism, and the seed of death*. Lanham, MD: Rowman & Littlefield.

48. Corso, P., Edwards, V., Fange, X., & Mercy, J. (2008). Health-related quality of life among adults who experienced maltreatment during childhood. *American Journal of Public Health*, 98(6):1094 – 1100.

49. Crane, R. (2009). *Mindfulness-based cognitive therapy: distinctive features*. New York:

Routledge/Taylor & Francis.

50. Dahl, J., Plumb, J., Stewart, I., & Lundgren, T. (2009). *The art and science of valuing in psychotherapy: helping clients discover, explore, and commit to valued action using acceptance and commitment therapy.* Oakland, CA: New Harbinger.

51. Davidson, R. & Begley, S. (2012). *The emotional life of your brain.* New York: Penguin Books.

52. Deacon, B., Sy, J., Lickel, J., & Nelson, E. (2010). Does the judicious use of safety behaviors improve the efficacy and acceptability for exposure therapy for claustrophobic fear? *Journal of Behavior Therapy and Experimental Psychiatry*, 41:71 - 80.

53. deMoor, J., Mariotto, A., Parry, C., Alfano, C., Padgett, K., Kent, E., & Rowland, J. (2013). Cancer survivors in the United States: prevalence across the survivor-ship trajectory and implications for care. *Cancer Epidemiology, Biomarkers & Prevention*, 22: 561 - 570.

54. deShazar, S. (1988). *Clues: investigating solutions in brief therapy.* New York: W. W. Norton.

55. Didion, J. (2006). *We tell ourselves stories in order to live: collected nonfiction.* New York: Alfred A. Knopf.

56. Dimidjian, S., Hollon, S. D., Dobson, K. S., Schamling, K. B., Kohlenberg, R. J., Addis, M. E., ... Jacobson, N. S. (2006). Randomized trial of behavioral activation, cognitive therapy, and antidepressant medication in the acute treatment of adults with major depression. *Journal of Consulting and Clinical Psychology*, 74(4):658 - 670.

57. Eells, T. (2015). *Psychotherapy case formulation.* Washington, DC: American Psychological Association.

58. Ehlers, A. & Clark, D. (2000). A cognitive model of posttraumatic stress disorder. *Behaviour Research and Therapy*, 38:319 - 345.

59. Ehlers, A., Clark, D., Hackman, A., Grey, N., Liness, S., Wild, J., ... Waddington, L. (2010). Intensive cognitive therapy for PTSD: a feasibility study. *Behavioural and Cognitive Psychotherapy*, 38:383 - 398.

60. Eifert, G. & Forsyth, J. (2005). *Acceptance and commitment therapy for anxiety disorders: a practitioner's treatment guide.* Oakland, CA: New Harbinger Press.

61. Ekkers, W., Korrelboom, K., Huijbrechts, I., Smits, N., Cuijpers, P., & van der Gaag, M. (2011). Competitive memory training for treating depression and rumination in depressed older adults: a randomized controlled trial. *Behaviour Research and Therapy*, 49:588 - 596.

62. Epston, D. & White, M. (1990). *Narrative means to therapeutic ends.* New York: W. W. Norton.

63. Feros, D., Lane, L., Ciarrochi, J., & Blackledge, J. (2013). Acceptance and Commitment Therapy (ACT) for improving the lives of cancer patients: a preliminary study. *Psycho-Oncology*, 22,2,459 - 464.

64. Figley, C. (Ed) (1995). *Compassion fatigue: coping with secondary trauma.* New York: Routledge/Taylor & Francis Group.

65. Fine, R. (1962, 2014). *Freud: a critical re-evaluation of his theories.* New York: Routledge.

66. Flechtner, H. & Bottomley, A. (2003). Fatigue and quality of life: lessons from the real

world. *Oncologist*, 8 (Suppl 1):5 – 9.

67. Forsey, M., Salmon, P., Eden, T., & Young, B. (2013). Comparing doctors' and nurses' accounts of how they provide emotional care for parents of children with acute lymphoblastic leukaemia. *Psycho-Oncology*, 22:260 – 267.

68. Forsyth, J. & Eifert, G. (2008). *The mindfulness and acceptance workbook for anxiety: a guide to breaking free from anxiety, phobias, and worry.* Oakland, CA: New Harbinger.

69. Frankl, V. (1986). *The doctor and the soul: from psychotherapy to logotherapy.* New York: Vintage Books.

70. Frankl, V. (1992). *Man's search for meaning.* Boston: Beacon Press.

71. Freud, S. (1958). Papers on technique, 1910 – 1915. In *The standard edition of the complete psychological works of Sigmund Freud*, Vol. 22, London: Hogarth Press.

72. Friedman, M. (1991). *Encounter on the narrow ridge: a life of Martin Buber.* New York: Paragon House.

73. Garssen, B. (2004). Psychological factors and cancer development: evidence after 30 years of research. *Clinical Psychology Review*, 24:315 – 338.

74. Gawande, A. (2015). *Being mortal.* New York: Henry Holt & Company.

75. Gehart, D. (2014). *Mastering competencies in family therapy (2nd Edition).* Bel-mont, CA: Brooks/Cole.

76. Germer, C. (2009). *The mindful path to self-compassion: freeing yourself from destructive thoughts and emotions.* New York: Guilford Press.

77. Gilbert, P. (Ed). (2004). *Evolutionary therapy and cognitive therapy.* New York: Springer.

78. Gilbert, P. (2009a). *The compassionate mind.* London: Constable & Robinson. Gilbert, P. (2009b). *Overcoming depression.* New York: Basic Books.

79. Gilbert, P. (2010). *Compassion focused therapy.* New York: Routledge/Taylor & Francis Group.

80. Gilbert, P. (2014). The origins and nature of compassion focused therapy. *British Journal of Clinical Psychology*, 53:6 – 41.

81. Gilbert, P. & Choden, K. (2014). *Mindful compassion: using the power of mindfulness and compassion to transform our lives.* London: Constable & Robinson.

82. Gottman, J. & Levenson, R. (1992). Marital processes predictive of later dissolution: behavior, physiology, and health. *Journal of Personality and Social Psychology*, 63 (2): 221 – 233.

83. Grabovac, A., Lau, M., & Willett, B. (2011). Mechanisms of mindfulness: a Buddhist psychological model. *Mindfulness*, 2: 154 – 166.

84. Greenberg, L. (2011). *Emotion-focused therapy.* Washington, DC: American Psychological Association.

85. Greenberger, D. & Padesky, C. (2015). *Mind over mood: change how you feel by changing the way you think (2nd Edition).* New York: Guilford Press.

86. Gustafson, J. (1986). *The complex secret of brief psychotherapy.* New York: W. W. Norton.

87. Gustafson, J. (1992). *Self-delight in a harsh world: the main stories of individual, marital, and family psychotherapy.* New York: W. W. Norton.

88. Gustafson, J. (2005). *Very brief psychotherapy.* New York: Routledge/Taylor & Frances.

89. Hackmann, A., Bennett-Levy, J., & Holmes, E. (2011). *Oxford guide to imagery in cognitive therapy.* Oxford: Oxford University Press.

90. Haidt, J. (2006). *The happiness hypothesis: finding modern truth in ancient wisdom.* New York: Basic Books.

91. Harding, R., Beesley, H., Holcombe, C., Fisher, J., & Salmon, P. (2015). Are patient-nurse relationships in breast cancer linked to adult attachment style? *Journal of Advanced Nursing*, 71(10):2305 – 2314.

92. Hargrave, T. & Pfitzer, F. (2003). *The new contextual therapy: guiding the power of give and take.* New York: Brunner-Routledge Press.

93. Harvey, A., Watkins, E., Mansell, W., & Shafran, R. (2004). *Cognitive behavioural processes across psychological disorders.* Oxford: Oxford University Press.

94. Hawkes, A. L., Chambers, S. K., Pakenham, K. I., Patrao, T. A., Baade, P. D., Lynch, B. M., ... Courneya, K. S. (2013). Effects of a telephone-delivered multiple health behavior change intervention (Can Change) on health and behavioral outcomes in survivors of colorectal cancer: a randomized controlled trial. *Journal of Clinical Oncology*, 31(18):2313 – 2321.

95. Hawkes, A., Pakenham, K., & Chambers, S. (2014). Effects of a multiple health behavior change intervention for colorectal cancer survivors on psychosocial outcomes and quality of life: a randomized controlled trial. *Annals of Behavioral Medicine*, 48:359 – 370.

96. Hayes, S. (1984). Making sense of spirituality. *Behaviorism*, 12:99 – 110.

97. Hayes, S. (2004). Acceptance and commitment therapy, relational frame theory, and the Third Wave of behavior therapy. *Behavior Therapy*, 35:639 – 665.

98. Hayes, S. (2016). Perspective-taking as healing. In *The self-acceptance project: how to be kind and compassionate toward yourself in any situation*, 29 – 38 (T. Simon, Ed.). Boulder, CO: Sounds True.

99. Hayes, S., Barnes-Holmes, D., & Roche, B. (2001). *Relational frame theory: a post-Skinnerian account of human language and cognition.* New York: Plenum Press.

100. Hayes, S., Brownstein, A., Zettle, R., Rosenfarb, I., & Korn, Z. (1986). Rule-governed behavior and sensitivity to changing consequences of responding. *Journal of the Experimental Analysis of Behavior*, 45:237 – 256.

101. Hayes, S., Follette, V., & Linehan, M. (Eds). (2004). *Mindfulness and acceptance: expanding the cognitive-behavioral tradition.* New York: Guilford Press.

102. Hayes, S., Hayes, L., Reese, H., & Sarbin, T. (Eds.). (1993). *Varieties of scientific contextualism.* Reno, NV: Context Press.

103. Hayes, S. & Sanford, B. (2014). Cooperation came first: evolution and human cognition. *Journal of the Experimental Analysis of Behavior*, 101:112 – 129.

104. Hayes, S., Strosahl, K., & Wilson, K. (2012). *Acceptance and commitment therapy: the process and practice of mindful change (2nd Edition).* New York: Guilford Press.

105. Hayes, S., Villatte, M., Levin, M., & Hildebrandt, M. (2011). Open, aware, and active: contextual approaches as an emerging trend in behavioral and cognitive therapies. *Annual Review of Clinical Psychology*, 7:141 – 168.

106. Herbert, J. & Foreman, E. (2011). *Acceptance and mindfulness in cognitive-behavior therapy: understanding and applying the new therapies.* Hoboken: John Wiley & Sons.

107. Herbert, J., Forman, E., & Hitchcock, P. (2016). Contextual approaches to psycho-therapy: defining, distinguishing and common features. In *The Wiley handbook of contextual behavioral science*, 287 – 302 (R.D. Zettle, S.C. Hayes, D. Barnes-Holmes & A. Biglan, Eds.). Malden, MA: Wiley Blackwell.

108. Heuman, L. (2014). The embodied mind: an interview with philosopher Evan Thompson. *Tricycle*, Fall.

109. Hill, J., Holcombe, C., Clark, L., Boothby, M., Hincks, A., Fisher, J., Salmon, P. (2011). Predictors of onset of depression and anxiety in the year after diagnosis of breast cancer. *Psychological Medicine*, 41:1429 – 1436.

110. Hofmann, S. G. (2011). Loving-kindness and compassion meditation: potential for psychological interventions. *Clinical Psychology Review*, 31(7):1126 – 1132.

111. Hofmann, S.G. (2012). *An introduction to modern CBT.* West Sussex: Wiley-Blackwell.

112. Hofmann, S.G., Petrocchi, N., Steinberg, J., Lin, M., Arimitsu, K., Kind, S., St-angier, U. (2015). Loving-kindness meditation to target affect in mood disorders: a proof-of-concept study. *Evidence-Based Complementary and Alternative Medicine*, 2015: Article ID 269126, 11 pages. DOI: http://dx.doi.org/10.1155/2015/269126.

113. Holland, J. (2002). History of psycho-oncology: overcoming attitudinal and conceptual barriers. *Psychosomatic Medicine*, 64:206 – 221.

114. Hopko, D., Armento, M., Robertson, S., Ryba, M., Carvalho, J., Colman, L., Lejuez, C. (2011). Brief behavioral activation and problem-solving therapy for depressed breast cancer patients: a randomized controlled trial. *Journal of Consulting and Clinical Psychology*, December, 79(6):834 – 849.

115. Hopko, D., Bell, J., Armento, M., Robertson, S., Mullane, C., Wolf, N., & Lejuez, C. (2008). Cognitive-behavior therapy for depressed cancer patients in a medical setting. *Behavior Therapy*, June, 39(2):126 – 136.

116. Hopko, D., Lejuez, C., Ruggiero, K., & Eifert, G. (2003). Contemporary behavioral activation treatments for depression: procedures, principles, and progress. *Clinical Psychology Review*, 23:699 – 717.

117. Hoyt, M. & Talmon, M. (2014). *Capturing the moment: single session therapy and walk-in services.* Bethel, CT: Crown House.

118. Jacobson, N.S., Dobson, K.S., Truax, P.A., Addis, M.E., Koerner, K., Gollan, J. K., Prince, S. E. (1996). A component analysis of cognitive-behavioral treatment of depression. *Journal of Consulting and Clinical Psychology*, 64(2):295 – 304.

119. Jacobsen, P. & Andrykowski, M. (2015). Tertiary prevention in cancer care: under-standing and addressing the psychological dimensions of cancer during the active treatment period. *American Psychologist*, 70(2):134 – 145.

120. Jacobsen, P., Donovan, K.A., Trask, P.C., Fleishman, S.B., Zabora, J., Baker, F., & Holland, J.C. (2005). Screening for psychologic distress in ambulatory cancer patients. *Cancer*, April 1, 103(7):1494 – 1502.

121. James, W. (1890). The principles of psychology: the briefer course. In *William James: writings*, 1878 – 1899 (G.E. Myers, Ed.). New York: Library of America.

122. Kabat-Zinn, J. (2013). *Full catastrophe living*. New York: Random House.

123. Kahneman, D. (2011). *Thinking fast and slow*. New York: Farrar, Straus and Giroux. Kalanithi, P. (2016). *When breath becomes air*. New York: Random House.

124. Kazantzis, N., Fairburn, C., Padesky, C., Reinecke, M., & Teesson, M. (2014). Unresolved issues regarding the research and practice of cognitive behavior therapy: the case of guided discovery using Socratic questioning. *Behaviour Change*, 31(1):1-17.

125. Keefe, J. & DeRubeis, R. (2016). A critique of theoretical models of depression: commonalities and distinctive features. In *Treating depression: MCT, CBT and Third Wave therapies*, 242-262 (A. Wells & P. Fisher, Eds.). West Sussex, UK: John Wiley & Sons.

126. Kessler, R., Berglund, P., Demler, O., Jin, R., Merkiangas, K., & Walters, E. (2005). Lifetime Prevalence and Age-of-Onset Distributions of DSM-IV Disorders in the National Comorbidity Survey Replication, Archives of General Psychiatry, 62,593-602.

127. Koerner, K. (2012). *Doing dialectical behavior therapy: a practical guide*. New York: Guilford Press.

128. Korrelboom, K., Maarsing, M., & Huijbrechts, I. (2012). Competitive memory training (COMET) for treating low self-esteem in patients with depressive disorders: a randomized clinical trial. *Depression and Anxiety*, February, 29(2):102-110.

129. Korrelboom, K., Peeters, S., Blom, S., & Huijbrechts, I. (2013). Competitive memory training (COMET) for panic and applied relaxation (AR) are equally effective in the treatment of panic in panic-disordered patients. *Journal of Contemporary Psychotherapy*, 44(3). DOI 10.1007/s10879-013-9259-3.

130. Kuyken, W., Padesky, C., & Dudley, R. (2009). *Collaborative case conceptualization: working effectively with clients in cognitive-behavioural therapy*. New York: Guilford Press.

131. Kuyken, W., Watkins, E., Holden, E., White, K., Taylor, R., Byford, S., Dalgleish, T. (2010). How does mindfulness-based cognitive therapy work? *Behaviour Research and Therapy*, 48:1105-1112.

132. Langer, E. (2014). *Mindfulness*. Philadelphia: DaCapo Press. Francis.

133. Lau, M. & McMain, S. (2005). Integrating mindfulness meditation with cognitive and behavioural therapies: the challenge of combining acceptance-and-change-based strategies. *Canadian Journal of Psychiatry*, November (50):863-869.

134. Lau, M., Segal, Z., & Williams, M. (2004). Teasdale's differential activation hypothesis: implications for mechanisms of depressive relapse and suicidal behavior. *Behaviour Research and Therapy*, 42:1001-1017.

135. Lazarus, R. & Folkmann, S. (1984). *Stress, appraisal, and coping*. New York: Springer.

136. Leahy, R. (2001). *Overcoming resistance in cognitive therapy*. New York: Guilford Press.

137. Leahy, R. (2006). *The worry cure: seven steps to stop worry from stopping you*. New York: Harmony Books.

138. Leahy, R. (2016). A critique of therapeutic approaches to depression: commonalities and distinctive features. In *Treating depression: MCT, CBT and Third Wave therapies*, 393-

413(A. Wells & P. Fisher, Eds.). West Sussex, UK: John Wiley & Sons.

139. Leahy, R., Holland, S., & McGinn, L. (2011). *Treatment plans and interventions for depression and anxiety disorders.* New York: Guilford Press.

140. Levenson, H. (2010). *Brief dynamic therapy.* Washington, DC: American Psychological Association Press.

141. Levin, T. & Applebaum, A. (2012). Acute cancer cognitive therapy. *Cognitive and Behavioral Practice*, 21:404 – 415.

142. Levin, T. & Kissane, D. (2006). Psychooncology: the state of its development in 2006. *European Journal of Psychiatry*, 20(3):183 – 197.

143. Levin, T., Riskind, J., & Li, Y. (2010). Looming cognitive style and quality of life in a cancer cohort. *Palliative and Supportive Care*, 28; 8(4):449 – 454.

144. Levin, T., White, C., Bialer, P., Charlson, R., & Kissane, D. (2013). A review of cognitive therapy in acute medical settings: part II: strategies and complexities. *Palliative and Supportive Care*, 11(3):253 – 266.

145. Levin, T., White, C., & Kissane, D. (2013). A review of cognitive therapy in acute medical settings: part I: therapy model and assessment. *Palliative and Supportive Care*, 11(2):141 – 153.

146. Levy, H. & Radomsky, A. (2014). Safety behavior enhances the acceptability of exposure. *Cognitive & Behavioural Therapies*, 43(1):83 – 92.

147. Li, M., Fitzgerald, P., & Rodin, G. (2012). Evidence-based treatment of depression in patients with cancer. *Journal of Clinical Oncology*, 30(11):1187 – 1196.

148. Lindblad-Goldberg, M., Dore, M., & Stern, L. (1989). *Creating competence from chaos: a comprehensive guide to home-based services.* New York: W. W. Norton.

149. Linehan, M. (1993a). *Cognitive behavior therapy for borderline personality disorder.* New York: Guilford Press.

150. Linehan, M. (1993b). *Skills training manual for treating borderline personality disorder.* New York: Guilford Press.

151. Linehan, M. (1997). Validation and psychotherapy. In *Empathy reconsidered: new directions in psychotherapy*, 353 – 392 (A. Bohart & L. Greenberg, Eds.). Washington, DC: American Psychological Association Press.

152. Linehan, M. (2015). *DBT skills training manual (2nd Edition).* New York: Guilford Press.

153. Longmore, R. & Worrell, M. (2007). Do we need to challenge thoughts in cognitive behavior therapy? *Clinical Psychology Review*, March, 27(2):173 – 187.

154. Lutgendorf, S. & Anderson, B. (2015). Biobehavioral approaches to cancer progression and survival: mechanisms and interventions. *American Psychologist*, February-March, 70 (2):186 – 197.

155. Lyubomirsky, S. (2007). *The how of happiness: a new approach to getting the life you want.* New York: Penguin Books.

156. Lyubomirsky, S. (2013). *The myths of happiness.* New York: Penguin Books. Mansell, W., Carey, T., & Tai, S. (2013). *A transdiagnostic approach to CBT using method of levels therapy.* East Sussex, UK: Routledge/Taylor Francis Group.

157. MAPPG. Mindfulness All-Party Parliamentary Group Interim Report. (2015). Martell,

C., Addis, M., & Jacobson, N. (2001). *Depression in context: strategies for guided action*. New York: W. W. Norton.

158. Martell, C., Dimidjian, S., & Herman-Dunn, R. (2010). *Behavioral activation for depression: a clinician's guide*. New York and London: Guilford Press.

159. Massie, M. (2004). Prevalence of depression in patients with cancer. *Journal of the National Cancer Institute Monographs*, 32:57 – 71.

160. May, G. (1982). *Will and spirit: a contemplative psychology*. San Francisco: Harper& Row.

161. McDaniel, S., Doherty, W., & Hepworth, J. (2013). *Medical family therapy and integrated care (2nd Edition)*. Washington, DC: American Psychological Association.

162. McHugh, L. & Stewart, I. (Eds). (2012). *The self and perspective taking: contributions and applications from modern behavioral science*. Reno: Context Press.

163. McManus, F., Van Doorn, K., & Yiend, J. (2011). Examining the effects of thought records and behavioral experiments in instigating belief change. *Journal of Behavior Therapy and Experimental Psychiatry*, 43, 540 – 547.

164. Meyer, T.J., Miller, M.L., Metzger, R.L., & Borkovec, T.D. (1990). Development and validation of the Penn State Worry Questionnaire. *Behaviour Research and Therapy*, 28:487 – 495.

165. Minuchin, S. (1974). *Families and family therapy*. Cambridge, MA: Harvard University Press.

166. Minuchin, S. & Fishman, H. (1981). *Family therapy techniques*. Cambridge, MA: Harvard University Press.

167. Minuchin, S., Rosman, B., & Baker, L. (1978). *Psychosomatic families: anorexia-nervosa in context*. Cambridge, MA: Harvard University Press.

168. Misono, S., Weiss, N.S., Fann, J.R., Redman, M., Yueh, B. (2008). Incidence of suicide in persons with cancer. *Journal of Clinical Oncology*, 26(29):4731 – 4738.

169. Mitchell, A., Chan, M., Bhatti, H., Halton, M., Grassi, L., Johansen, C., & Meader, N. (2011). Prevalence of depression, anxiety, and adjustment disorder in oncological, haematological, and palliative-care settings: a meta-analysis of 94 inter-view-based studies. *Lancet Oncology*, 12:160 – 174.

170. Mitchell, A., Ferguson, D., Gill, J., Paul, J., & Symonds, P. (2013). Depression and anxiety in long-term cancer survivors compared with spouses and healthy controls: a systematic review and meta-analysis. *Lancet Oncology*, 14:721 – 732.

171. Moorey, S. & Greer, S. (2012). *Oxford guide to CBT for people with cancer*. Oxford: Oxford University Press.

172. Mukherjee, S. (2010). *The emperor of all maladies: a biography of cancer*. New York: Scribner.

173. Musselman, D.L., Miller, A.H., Porter, M.R., Manatunga, A., Gao, F., Penna, S., Nemeroff, C.B. (2001). Higher than normal plasma interleukin-6 concentra-tions in cancer patients with depression: preliminary findings. *American Journal of Psychiatry*, August, 158(8):1252 – 1257.

174. Mynors-Wallis, L. & Lau, M. (2010). Problem solving as a low intensity inter-vention. In *Oxford guide to low intensity CBT interventions*, 151 – 158 (J. Ben-nett-Levy et al.,

Eds.). Oxford, UK: Oxford University Press.

175. National Institute for Clinical Excellence. (2009). *Depression: management of depression in primary and secondary care*. Clinical Guideline (updated), 23. Lon-don: Department of Health.

176. Needleman, L. (1999). *Cognitive case conceptualization: a guidebook for practitioners*. Mahwah, NJ: Erlbaum.

177. Nekolaichuk, C., Watanabe, S., & Beaumont, C. (2008). The Edmonton symptom assessment system: a 15-year retrospective review of validation studies (1991 – 2006). *Palliative Medicine*, 22:111 – 122.

178. Newman, C. (2013). *Core competencies in cognitive-behavioral therapy*. New York: Routledge/Taylor & Francis.

179. Nezu, A., Nezu, C., & D'Zurilla, T. (2007). *Solving life's problems: a 5-step guide to enhanced well-being*. New York: Springer.

180. Nezu, A., Nezu, C., & D'Zurilla, T. (2012). *Problem-solving therapy: a treatment manual*. New York: Springer.

181. Nezu, A., Nezu, C., Friedman, S., Faddis, S., & Houts, P. (1999). *Helping cancer patients cope: a problem-solving approach*. Washington, DC: American Psycho-logical Association Press.

182. Nezu, A., Nezu, C., & Jain, D. (2005). *The emotional wellness way to cardiac health*. Oakland, CA: New Harbinger Press.

183. Nhat Hanh, T. (2001). *Old path white clouds: walking in the footsteps of the Buddha*. New York: Parallax Press.

184. Norcross, J. & Lambert, M. (2013). Evidence-based therapy relationships. In *Psychotherapy relationships that work: evidence-based responsiveness (2nd Edition)*, 3 – 21 (J. Norcross, Ed.). Oxford: Oxford University Press.

185. Ofri, D. (2005). *Incidental findings*. New York: Random House.

186. Olfson, M., Mojtabai, R., Sampson, N. A., Hwang, I., Druss, B., Wang, P. S., Kess-ler, R. C. (2009). Dropout from outpatient mental health care in the United States. *Psychiatric Services*, 60:898 – 907.

187. Padesky, C. (1993). *Socratic questioning: changing minds or guiding discovery?* Invited keynote address, European Congress and Cognitive of Behavioural and Cognitive Therapies, London.

188. Padesky, C. (1996). Developing cognitive therapist competency: teaching and supervision models. In *Frontiers of cognitive therapy*, 266 – 292 (P. M. Salkovskis, Ed.). New York: Guilford Press.

189. Padesky, C. & Mooney, K. (2012). Strength-based cognitive-behavioural therapy: a four-stage model for building resilience. *Clinical Psychology and Psychother-apy*, 19:283 – 290.

190. Pasquini, M., Speca, A., Mastroeni, S., Chiaie, R., Sternberg, C., & Biondi, M. (2008). Differences in depressive thoughts between major depressive disorder, IFN-alpha-induced depression, and depressive disorders among cancer patients, *Journal of Psychosomatic Research*, August, 65(2):153 – 156.

191. Perri, M., Nezu, A., McKelvey, W., Shermer, R., Renjilian, D., & Viegener, B.

(2001). Relapse prevention training and problem-solving therapy in the long-term management of obesity. *Journal of Consulting and Clinical Psychology*, August, 69(4): 722 – 726.

192. Persons, J. (1989). *The case formulation approach to cognitive-behavior therapy*. New York: Guilford Press.

193. Persons, J. (2008). *The case formulation approach to cognitive-behavior therapy (2nd Edition)*. New York: Guilford Press.

194. Ramnero, J. & Toerneke, N. (2008). *The ABC's of human behavior: behavioral principles for the practicing clinician*. Oakland, CA: New Harbinger.

195. Ricard, M. (2015). *Altruism: the power of compassion to change yourself and the world*. New York: Little, Brown & Company.

196. Richards, D. (2010). Behavioral activation. In *Oxford guide to low intensity CBT interventions*, 141 – 150 (J. Bennett-Levy et al., Eds.), Oxford, UK: Oxford University Press.

197. Riskind, J., Rector, N., & Taylor, S. (2012). Looming cognitive vulnerability to anxiety and its reduction in psychotherapy. *Journal of Psychotherapy Integration*, 22 (2): 137 – 162.

198. Robichaud, M. & Dugas, M. (2006). A cognitive behavioral treatment targeting intolerance of uncertainty. In *Worry and its psychological disorders: theory, assessment and treatment*, 289 – 304 (G. C. L. Davey & A. Wells, Eds.). Chichester, UK: John Wiley & Sons.

199. Rogers, C. (1951). *Client-centered therapy: its current practice, implications, and theory*. London: Constable.

200. Rogers, C. (1980). *A way of being*. Boston: Houghton Mifflin.

201. Rolland, J. (1990). *Families, illness, & disability: an integrative treatment model*. New York: Basic Books.

202. Rosenberg & McDaniel. (2014). *Brief FT for med pts*.

203. Rost, A., Wilson, K., Buchanan, E., Hidebrandt, M., & Mutch, D. (2012). Improving psychological adjustment among late-stage ovarian cancer patients: examining the role of avoidance in treatment. *Cognitive and Behavioral Practice*, 19:508-517.

204. Rouleau, C., Garland, S., & Carlson, L. (2015). The impact of mindfulness-based interventions on symptom burden, positive psychological outcomes, and biomarkers in cancer patients. *Cancer Management Research*, 7:121 – 131.

205. Safran, J. & Segal, Z. (1990). *Interpersonal processes in cognitive therapy*. New York: Basic Books.

206. Salkovskis, P. (1996a). The cognitive approach to anxiety: threat beliefs, safe-ty-seeking behavior, and the special case of health anxiety and obsessions. In *Frontiers of cognitive therapy*, 48 – 74 (P. Salkovsis, Ed.). New York: Guilford Press.

207. Salkovskis, P. (1996b). Cognitive therapy and Aaron T. Beck. In *Frontiers of cognitive therapy*, 531 – 539 (P. Salkovsis, Ed.). New York: Guilford Press.

208. Salmon, P., Clark, L., McGrath, E., & Fisher, P. (2015). Screening for psychological distress in cancer: renewing the research agenda. *Psycho-Oncology*, 24:262 – 268.

209. Sapolsky, R. (2004). *Why zebras don't get ulcers (3rd Edition)*. New York: Holt.

210. Schwartz, M. D., Lerman, C., Audrain, J., Cella, D., Rimer, B., Stefanek, M., Vogel, V. (1998). The impact of a brief problem-solving training intervention for relatives of recently diagnosed breast cancer patients. *Annals of Behavioral Medicine*, 20(1):7-12.

211. Segal, Z., Williams, M., & Teasdale, J. (2001). *Mindfulness-based cognitive therapy for depression (1st Edition)*. New York: Guilford Press.

212. Segal, Z., Williams, M., & Teasdale, J. (2013). *Mindfulness-based cognitive therapy for depression (2nd Edition)*. New York: Guilford Press.

213. Seligman, M. (2011). *Flourish*. New York: Simon & Schuster.

214. Seligman, M. & Csikszentmilhayi, M. (2000). Positive psychology. *American Psychologist*, 55:5-14.

215. Seligman, M., Steen, T., Park, N., & Peterson, C. (2005). Positive psychology progress: empirical validation of interventions. *American Psychologist*, 60:410-421.

216. Shenk, C. & Fruzzetti, A. (2011). The impact of validating and invalidating responses on emotional reactivity. *Journal of Social and Clinical Psychology*, 30(2):163-183.

217. Singer, T. & Bolz, M. (2013). *Compassion: bridging science and practice*. e-book, Munich: Max Planck Institute. iBooks. https://itun. es/us/iOvrX. 1

218. Skinner, B. F. (1957). *Verbal behavior*. Acton, MA: Copley.

219. Speca, M., Carlson, L., Goodey, E., & Angen, M. (2000). A randomized, wait-list controlled clinical trial: the effects of a mindfulness-based stress reduction pro-gram on mood and symptoms of stress in cancer outpatients. *Psychosomatic Medicine*, 63:613-622.

220. Spivack, G., Platt, J., & Shure, M. (1976). *The problem-solving approach to adjustment*. San Francisco, CA: Jossey-Bass.

221. Stanton, A., Bower, J., & Low, C. (2006). Posttraumatic growth after cancer. In *Handbook of posttraumatic growth: research and practice*, 138-175 (L. Calhoun & R. Tedeschi, Eds.). New York: Psychology Press/Taylor & Francis Group.

222. Stanton, A., Rowland, J., & Ganz, P. (2015). Life after diagnosis and treatment of cancer in adulthood: contributions from psychosocial oncology research. *American Psychologist*, 70(2):159-174.

223. State of Mind. (2012). Interview with Tom Borkovec-EABCT 2012 Genève. [video file]. Retrieved from https://www. youtube. com/watch?v=zY9Pa1UKDrU

224. Stewart, B. & Wild, C. (Eds). (2014). *World cancer report*. International Agency for Research on Cancer Lyon, France: IARC Press.

225. Stoddard, J. & Afari, N. (2014). *The big book of ACT metaphors*. Oakland, CA: New Harbinger Press.

226. Stoffers, J., Völlm, B., Rucker, G., Timmer, A., Huband, N., & Lieb, K. (2012). Psychological therapies for people with borderline personality disorder. *Cochrane Library*, August 15. John Wiley & Sons. DOI: 10.1002/14651858.CD005652.pub2.

227. Stott, R., Mansell, W., Salkovskis, P., Lavender, A., & Cartwright-Hatton, S. (2010). *Oxford guide to metaphors in CBT: building cognitive bridges*. Oxford: Oxford University Press.

228. Strosahl, K. & Robinson, P. (2008). *The mindfulness & acceptance workbook for depression: using acceptance & commitment therapy to move through depression and create a life worth living*. Oakland, CA: New Harbinger.

229. Strosahl, K., Robinson, P., & Gustavvson, T. (2012). *Brief interventions for radical change: principles and practices of focused acceptance and commitment therapy.* Oakland, CA: New Harbinger.

230. Strosahl, K., Robinson, P., & Gustavvson, T. (2015). *Inside this moment: a clinicians' guide to promoting radical change using acceptance and commitment therapy.* Oakland, CA: Context Press/New Harbinger.

231. Stuart, S. & Robertson, M. (2012). *Interpersonal psychotherapy: a clinician's guide (2nd Edition).* Boca Raton, FL: CRC Press/Taylor Francis Group.

232. Talmon, M. (1990). *Single session therapy.* San Francisco, CA: Jossey-Bass. Teasdale, J. (1993). Emotion and two kinds of meaning: cognitive therapy and applied cognitive science. *Behaviour Research and Therapy*, 31:339 – 354.

233. Teasdale, J. (1999). Emotional processing, three modes of mind and the prevention of relapse in depression. *Behaviour Research and Therapy*, 37:53 – 77.

234. Teasdale, J. & Chaskalson, M. (2011a). How does mindfulness transform suffering? I: the nature and origins of dukkha. *Contemporary Buddhism*, 12(1):89 – 102.

235. Teasdale, J. & Chaskalson, M. (2011b). How does mindfulness transform suffer-ing? II: the transformation of dukkha. *Contemporary Buddhism*, 12(1):103 – 124.

236. Teasdale, J., Segal, Z., & Williams, J. (1995). How does cognitive therapy prevent depressive relapse and why should attentional control (mindfulness) training help? *Behaviour Research and Therapy*, 33(1):25 – 39.

237. Tedeschi, R. & Calhoun, L. (1996). The posttraumatic growth inventory: measur-ing the positive legacy of trauma. *Journal of Traumatic Stress*, 9(3):455 – 471.

238. Thompson, E. (2015). *Waking, dreaming, being: self and consciousness in neuroscience, meditation, and philosophy.* New York: Columbia University Press.

239. Tirch, D., Schoendorff, B., & Silberstein, L. (2014). *The ACT practitioner's guide to the science of compassion: tools for fostering psychological flexibility.* Oakland, CA: New Harbinger Press.

240. Toerneke, N. (2010). *Learning RFT: an introduction to relational frame theory and its clinical applications.* Oakland: New Harbinger.

241. Traeger, L., Greer, J., Fernandez-Robles, C., Temel, J., & Pirl, W. (2012). Evidence-based treatment of anxiety in patients with cancer. *Journal of Clinical Oncology*, 30(11):1197 – 1207.

242. Trask, P. (2004). Assessment of depression in cancer patients. *Journal of the National Cancer Institute Monograph*, 32:80 – 92.

243. Van't Spijer, A., Trijsburg, R., & Duivenvoorden, H. (1997). Psychological sequelae of cancer diagnosis: a meta-analytic review of 58 studies after 1980. *Psychoso-matic Medicine*, 59(3):280 – 293.

244. Villatte, J., Villatte, M., & Hayes, S. (2012). A naturalistic approach to transcen-dence: deictic framing, spirituality, and prosociality. In *The self and perspective taking: contributions and applications from modern behavioral science*, 199 – 216 (L. McHugh & I. Stewart, Eds.). Oakland, CA: New Harbinger Publications.

245. Villatte, M., Villatte, J., & Hayes, S. (2016). *Mastering the clinical conversation: language as intervention.* New York: Guilford Press.

246. Walsh, F. (2006). *Strengthening family resilience.* New York: Guilford Press. Wampold, B. & Imel, Z. (2015). *The great psychotherapy debate.* New York: Routledge/Taylor & Francis.

247. Waraich, P., Goldner, E., Somers, J., & Hsu, L. (2004). Prevelance and incidence studies of mood disorders: a systematic review of the literature. *Canadian Journal of Psychiatry*, 49:124–138.

248. Watzlawick, P. (1993). *The situation is hopeless, but not serious.* New York: W. W. Norton.

249. Watzlawick, P., Weakland, J., & Fisch, R. (1974). *Change: principles of problem formation and problem resolution.* New York: W. W. Norton.

250. Weishaar, M. (1993). *Aaron T. Beck.* London: Sage.

251. Wells, A. (2000). *Emotional disorders & metacognition: innovations in cognitive therapy.* London: John Wiley & Sons.

252. Wells, A. (2009). *Metacognitive therapy for anxiety and depression.* New York: Guilford Press.

253. Wells, A. & Fisher, P. (2016a). Preface. In *Treating depression: MCT, CBT and Third Wave therapies*, ix–xi (A. Wells & P. Fisher, Eds.). West Sussex, UK: John Wiley & Sons.

254. Wells, A. & Fisher, P. (2016b). Metacognitive therapy: theoretical background and model of depression. In *Treating depression: MCT, CBT and Third Wave therapies*, 144–168 (A. Wells & P. Fisher, Eds.). West Sussex, UK: John Wiley & Sons.

255. Westbrook, D., Kennerley, H., & Kirk, J. (2012). *An introduction to cognitive-behavior therapy: skills and applications.* London: Sage.

256. Williams, M., Fennell, M., Barnhofer, T., Crane, R., & Silverton, S. (2015). *Mindfulness and the transformation of despair: working with people at risk of suicide.* New York: Guilford Press.

257. Williams, N., Storey, L., & Wilson, K. (2015). Psychological interventions for patients with cancer: psychological flexibility and the potential utility of accep-tance and commitment therapy, *European Journal of Cancer Care*, 24(1):15–27. Wills, F. (2009). *Beck's cognitive therapy.* New York: Routledge/Taylor Francis Group.

258. Wills, F. (2015). *Skills in cognitive behaviour therapy (2nd Edition).* London: Sage. Wills, F. & Sanders, D. (2013). *Cognitive behaviour therapy: foundations for practice.* London: Sage.

259. Wilson, K. & DuFrene, T. (2009). *An acceptance and commitment therapy approach to mindfulness in psychotherapy.* Oakland, CA: New Harbinger Press.

260. Wilson, K., Bordieri, M., & Whiteman, K. (2012). The self and mindfulness. In *The self and perspective taking: contributions and applications from modern behav-ioral science*, 181–197 (L. McHugh & I. Stewart, Eds.). Reno, NV: Context Press.

261. Wilson, K. G., Sandoz, E. K., Kitchens, J., & Riberts, M. (2010). The Valued Liv-ing Questionnaire: defining and measuring valued action within a behavioral framework. *The Psychological Record*, 60:249–272.

262. Winnicott, D. (1987). *Child, the family and the outside world.* London: Addison Wesley.

263. Yalom, I. (1980). *Existential psychotherapy.* New York: Basic Books.

264. Young, J. & Beck, A. (1980). *Cognitive therapy scale rating manual.* Philadelphia, PA: Center for Cognitive Therapy.

265. Zettle, R. (2007). *ACT for depression: a clinician's guide to using acceptance & commitment therapy in treating depression.* Oakland, CA: New Harbinger.

266. Zettle, R. (2016). Acceptance and commitment therapy of depression. In *Treating depression: MCT, CBT and Third Wave therapies*, 169 – 193 (A. Wells & P. Fisher, Eds.). West Sussex, UK: John Wiley & Sons.

索　引

图书在版编目(CIP)数据

癌症患者的短程认知行为治疗新范式/(美)斯科特·
坦普尔著;冯威,邓雪滨译.--上海:复旦大学出版
社,2025.7.--(复肿心理丛书/冯威主编).
ISBN 978-7-309-17838-8

Ⅰ.R730.5

中国国家版本馆 CIP 数据核字第 2025DK6068 号

Brief Cognitive Behavior Therapy for Cancer Patients: Re-visioning the CBT paradigm,1st edition
by Scott Temple/ ISBN:9781138942639

癌症患者的短程认知行为治疗新范式
[美]斯科特·坦普尔　著

冯　威　邓雪滨　译

责任编辑/方　晶

复旦大学出版社有限公司出版发行
上海市国权路 579 号　邮编:200433
网址:fupnet@fudanpress.com　http://www.fudanpress.com
门市零售:86-21-65102580　团体订购:86-21-65104505
出版部电话:86-21-65642845
上海丽佳制版印刷有限公司

开本 787 毫米×960 毫米　1/16　印张 18.25　字数 220 千字
2025 年 7 月第 1 版
2025 年 7 月第 1 版第 1 次印刷

ISBN 978-7-309-17838-8/R·2158
定价:88.00 元